へえ、そうだったんだ!!

健康診断・病院検査のトリビア43

——賢い受診者になろう

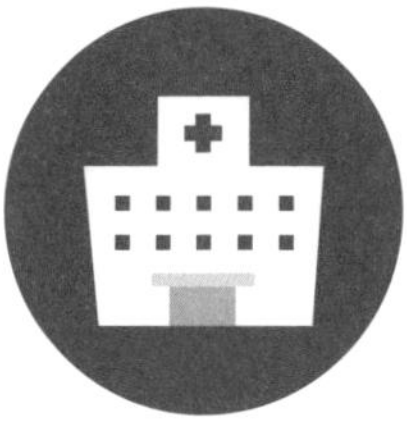

東邦大学医学部客員講師
日本診療放射線技師会理事
畦元将吾

ダイヤモンド社

へぇ、そうだったんだ!!
健康診断・病院検査のトリビア43

——賢い受診者になろう

はじめに

あなたもなんとなく感じているかもしれませんが、病院や医療の世界は不思議なことだらけのブラックボックスのようだと思いませんか？

具合が悪くて病院を受診したり、健康診断を受けに行ったりすると、いろいろな検査が行われます。その検査の世界がまた多くの謎に満ちています。一般の人にしてみれば、本当にわからないことばかりでしょう。

私は、かつて広島市民病院に診療放射線技師として従事し、その後ビジネスの世界に転じて、CTやMRIといった医療機器や画像処理のソフトウェアを開発・販売する仕事をしてきました。

そして1999年に、医用画像解析システムの企画・開発・販売・サービスを主な業務とする、株式会社AZE《アゼ》という会社を設立しました。医用画像（メディカル・イメージ）というのは、医療や医学のために人体を撮影または計測した結果を画像化したものです。この医用画像を得るプロセスや技術を医用画像処理（メディカル・イメージング）といいます。

と、このように書いても、一体どんなことをしている会社なのかピンとこないかもしれません。

いちばんイメージしやすい例を挙げましょう。医療モノのテレビドラマなどの検査や診断、病状説明などの場面でよく出てくる、人体の内部がカラーの3次元で描かれた画像を見たことはありませんか？

それらの画像は、CTやMRIといった平面（2D）画像にソフトウェアで処理を加えることによって立体（3D）の画像に変換されたものです。そういった技術やソフトウェアを開発・販売しているのがAZEという会社です。

私は、こうした医用画像のユーザー、メーカー両方の立場で画像検査の世界に長年かかわってきました。でも、そんな私でもこの業界には不思議なことが多くて、いまだに驚くことばかりです。

たとえば、詳しくはあとでお話ししますが、私たちのように検査で放射線を扱う専門職の業務を規定した「診療放射線技師法」という法律があります。

この法律は、まだ結核が不治の病だった時代の、戦後まもなくの1951（昭和26）年にできたものです。ところが、何度かの法改正によってマイナーチェンジはされてきたものの、その基本骨格は60年以上も前のできた当時とほとんど変わっていないのです。

近年、医療の世界の中でもとくに著しく進歩しているのが画像診断の分野です。新たなテクノロジーが次々と登場し、病気の診断の精度は飛躍的に向上しました。ところが、そうした新しい領域を含む業務を規定する法律は相変わらず旧態依然としたもので、医療の現実にまるで追いついていません。

実は、現場では普通の業務として行われていることでも、厳密には法律違反である場合も少なくありません。でも、法律を守っていては検査などが満足に行えず、結局は患者さんの生命を危険にさらすことにもなりかねないのです。私は診療放射線技師ですので、いちばん詳しい分野を例に挙げましたが、すべての医療従事者がそれぞれの職種で同様の悩みを抱いています。

私は、規制にがんじがらめにされ、今の医療現場に合わないこうした医療に関する法律や制度は変えなくてはいけないと思っています。そして、どこの医療機関に行っても一定レベル以上の検査が受けられるような明確な検査の基準を作るべきだとも考えています。

今の状況を放置していたら、国民全体にとって最悪の医療環境が助長されてしまうリスクが大きいでしょう。コトはあなたの生命にかかわるのです。

一般の人たちに医療現場の実態をもっと知ってもらい、社会に一石を投じたい。これが本書を出版した最大の理由です。

この本には、「へぇ～、知らなかった」「そうだったのか！」という医療や検査のトリビアがたくさん詰まっています。二度の脳梗塞を乗り越えて活躍されている歌手の西城秀樹さんとの対談では、体験された検査の話をいろいろ伺いました。公益社団法人日本診療放射線技師会の中澤靖夫会長、森田照正医師との鼎談では、医療現場の現在と未来の話、医療ドラマの制作裏話などについて大いに語り合いました。

驚き、うなずき、何かを感じたそのあとで、医療のことや検査のこと、みんなで一度じっくりと考えてみませんか？

X線検査のトリビア

CT、MRIのトリビア

その他の画像検査のトリビア

チーム医療のトリビア

PART 1

健康診断・病院検査のトリビア43

トリビア1

病院の検査や健診などで使うX線は「放射線」である

生まれてから今まで一度もX《エックス》線検査をしたことがないという人はいないと思います。レントゲン検査といわれたりもしますね。X線検査は、病院や健康診断などの画像診断ではいちばん身近な検査です。

でも、「X線って何?」と聞かれて答えられる人はどれだけいるでしょう。

実は、X線というのは、あの福島第一原発事故のときにメディアなどでよく取り上げられた「放射線」の一種なのです。

放射線というのは、目に見えないし触れることもできない光の仲間です。その代表的なものが、α《アルファ》線、β《ベータ》線、γ《ガンマ》線、X線、中性子線です。

放射線は、可視光線である「電磁波」と、小さな粒子が光速で動く「粒子線」の大きく2つに分けられます。

電磁波は「波」の性質をもっています。テレビやラジオ・携帯電話などで使われる通信電波や、赤外線、可視光線、紫外線などの光もそうです。電磁波が物体に当たると「反射」してその物体が見えます。この電磁波の中でも、波長が短くて高いエネルギーをもっているのがX線やγ線です。

一方、粒子線には、α線、β線、中性子線、陽子線、電子線、重粒子線などがあります。

これらを総称して「放射線」と呼びます。

放射線にはモノを通り抜ける能力がある

放射線はモノを透過する能力をもっています。そして、種類によって物質を通り抜ける力には違いがあり、α線<β線<γ線・X線<中性子線の順に高くなります(図1参照)。

これらの性質の違いを生かして、放射線は医療、工業、農業、研究などさまざまな分野で利用されています(図2参照)。

たとえば、α線は紙1枚の厚さで止まってしまいます。工業分野ではナノレベルの薄膜の厚さ計測などに使われます。

β線は数ミリのアルミニウム板や1センチ程度のプラスチック板で止まります。紙やプラスチック薄膜などの厚さ計測に利用され、またβ線を放出する物質と蛍光体を合わせて夜光時計

図1　放射線の種類と透過力

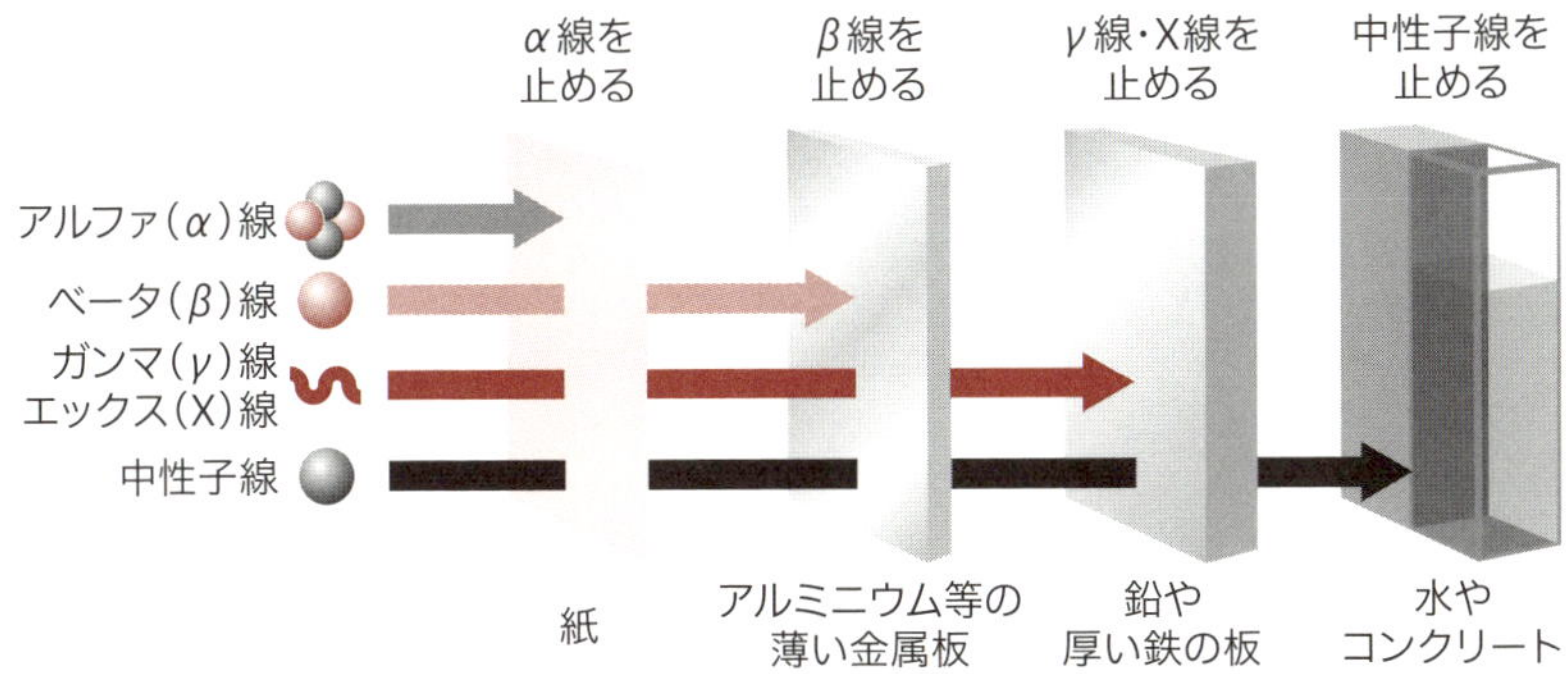

〈電気事業連合会の資料「原子力・エネルギー」図面集2012 6-1-6を参考に作成〉

の文字盤などにも使われます。

X線やγ線を止めるには鉛や厚い鉄の板が必要になります。X線は空港などの手荷物検査に利用されているのはご存じですよね。γ線は食品や医療用器具の殺菌などにも使われます。

この「物質を通り抜ける」という性質を利用したのが、X線検査です。X線は人間の体も透過します。

CT検査（コンピュータ断層撮影）やPET検

図2　放射線のいろいろな利用例

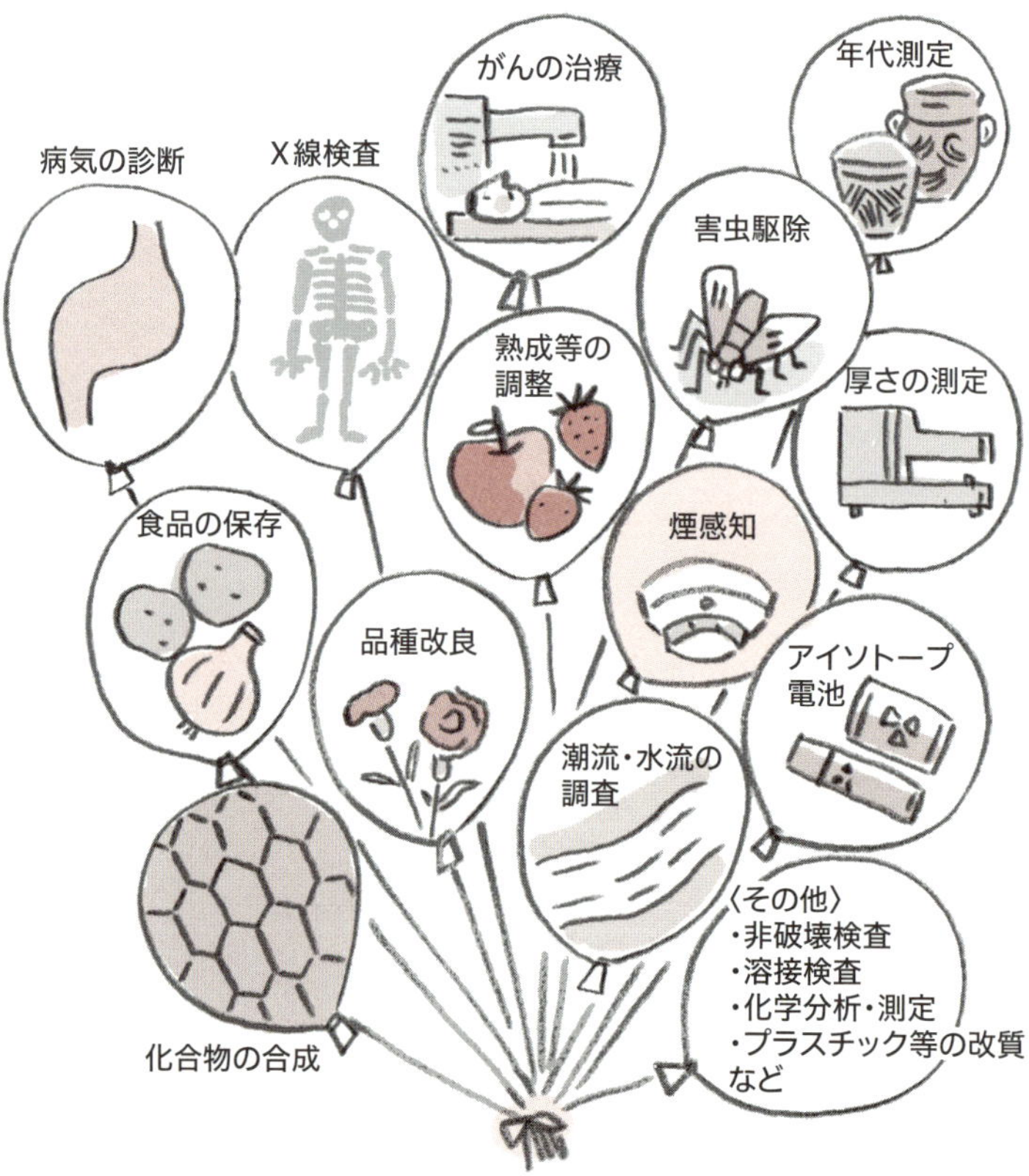

査（陽電子放出断層撮影）も同じく放射線を利用した画像検査です。X線検査とCT検査ではX線を使用し、PET検査ではγ線が使われます。

放射線の医療応用として、検査ばかりではなく、がんの治療などにも使われているのはご存じでしょう。そう、放射線治療です。放射線治療で使われる放射線の種類には、X線のほか、γ線、中性子線、陽子線、電子線、重粒子線などがあります。

判定人（50音順）

山本舞衣子さん

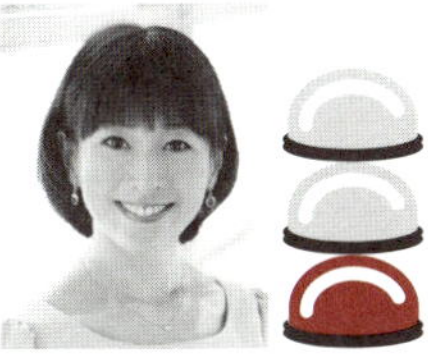

フリーアナウンサー。1978年生まれ、神奈川県横浜市出身。東京大学医学部健康科学・看護学科卒業、看護師・保健師免許を所持。2002年日本テレビ入社。「ズームイン!!SUPER」「Oha!4 NEWS LIVE」「からだ元気科」「全国高等学校クイズ選手権」ほか多数の番組を担当。2011年5月からフリーに。TBS「はなまるマーケット」（2014年3月終了）や各局のクイズ番組に出演するほか、全国の医療シンポジウム・健康関連の市民公開講座にて司会・コーディネーター役としても活躍中。2014年7月女児を出産。

水道橋博士さん

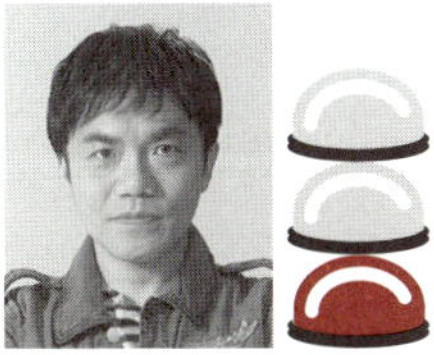

浅草キッド／漫才師。1962年生まれ、岡山県倉敷市出身。1986年にビートたけしに弟子入り、翌年、玉袋筋太郎とともにお笑いコンビ「浅草キッド」を結成。テレビ・ラジオや舞台を中心に活躍する一方、ライターとしてもコラムやエッセイを執筆する。主な著書に『博士の異常な健康』『筋肉バカの壁』（ともにアスペクト）、『藝人春秋』（文藝春秋）。自身が編集長を務める日本最大級のメールマガジン「水道橋博士のメルマ旬報」好評配信中。主な出演番組に「総合診療医 ドクターG」「あさイチ」（NHK）、「別冊アサ㊙ジャーナル」（TBS）。

奥田健次さん

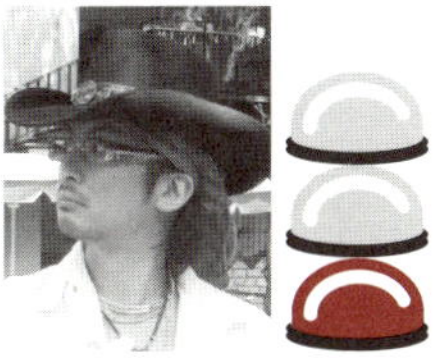

常識にとらわれない独自の指導法により、子どもの問題行動を改善させる臨床心理士・行動分析学者。全国各地さらには海外からの指導依頼に応えて飛び回っている。大学での研究職を辞し、2012年に「行動コーチングアカデミー」を開設。日本初の行動分析学を用いた幼稚園を長野県に設立準備中。主な著書に『叱りゼロで「自分からやる子」に育てる本』（大和書房）、『メリットの法則－行動分析学・実践編』（集英社）、『世界に1つだけの子育ての教科書』（ダイヤモンド社）、『拝啓、アスペルガー先生』（飛鳥新社）などベストセラー多数。

トリビア2

誰もが日常的に放射線を浴びている

「放射線」と聞くと、なんとなく危険なものだというイメージを抱いてしまいませんか？

でも実は、放射線は人類が誕生するはるか以前から地球上に存在しているものです。その地球で暮らす私たちは、日常的に自然環境から放射線を受けて生活しています。土の中、海水の中、空気の中、そして宇宙からも放射線が飛んできています。これら天然に存在する放射線を「自然放射線」といいます。大地の養分で育った農作物にも放射性物質が含まれています。つまり、私たちが地球に暮らしている限り、いつでも、誰でも、どこにいても放射線を受けているということになります。

ここで、「放射線」「放射能」「放射性物質」という言葉の違いについて確認しておきましょう。懐中電灯にたとえると、懐中電灯そのものが「放射性物質」、そこから出る光が「放射線」、光を出す能力が「放射能」になります。

さて、自然放射線の量は地域によって異なりますが、世界平均では1年間におよそ2・4ミリシーベルト、日本平均ではおよそ2・1ミリシーベルトの自然放射線を浴びています（図3参照）。

図3　放射線被ばくの早見図

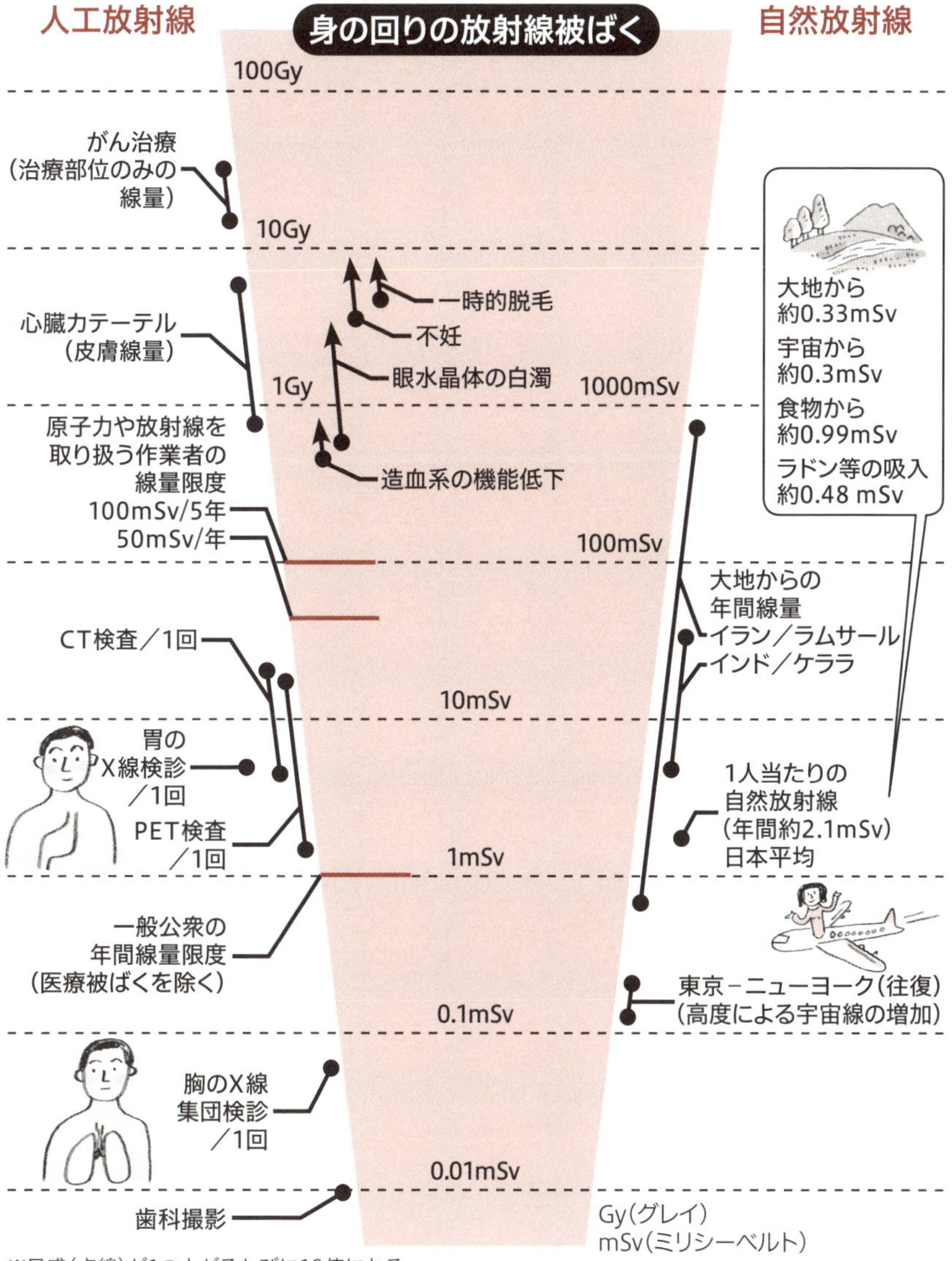

※目盛（点線）が1つ上がるたびに10倍になる
〈放射線医学総合研究所等の資料を参考に作成〉

なお、シーベルト(Sv)というのは、原発事故の際によく聞いた言葉ですが、これは放射線が人体にどのような「ダメージ」を与えるか(実効線量)を示す単位です。放射線を実際に浴びた量ではなくて、発がんの可能性を考慮した被ばく線量です。

これに対して、放射線が1キログラムの物質に当たったときにどのくらいの「エネルギー」を与える(吸収線量)のかを表すのがグレイ(Gy)という単位です。これは実際に臓器などが受けた放射線量を表します。そのダメージは臓器によって異なります。

なお、放射線治療など医療で利用する場合の多くは、グレイの単位になっています。

富士山頂の宇宙線は東京の4倍

宇宙からやってくる放射線を「宇宙線」といいます。このうち、地球外空間から地球の大気中に入ってくる高エネルギー放射線が「1次宇宙線」です。その大部分は、地表に到達する前に大気中の酸素や窒素などと反応してエネルギーの低い放射線に変わります。これが「2次宇宙線」として地表に降り注いできます。私たちが受ける宇宙線のほとんどはこの2次宇宙線です。

宇宙線の強さは海抜高度によって変化します。そして、高いところほど受ける宇宙線の量は多くなります。たとえば、富士山の山頂では東京に比べて約4倍の量の宇宙線を受けます。高度1万2000メートルを飛ぶ航空機の中で浴びる宇宙線は、地上の100倍以上にもなります。

同じ日本でも、自然放射線の量は西日本のほうが高い傾向にあります。これは地質構造の違いからきています。関西地方では、放射性物質を多く含む花こう岩などの深成岩が地表近くまで迫っているため、大地から受ける自然放射線の量が多いのです。

また、季節や気候によっても大地からの自然放射線の量は違ってきます。

私たち人間は昔から、自然からの放射線の中で生活してきました。放射線は特別なものではなく、その量が多くなければ健康に影響を及ぼすものではありません。

福島第一原発事故以降、被ばく量の上限についてさまざまな説が飛び交っています。混乱もあります。

でも、かつての広島・長崎の原爆被災やチェルノブイリ原発事故の研究から、放射線被ばくの健康への影響について少しずつわかってきました。

現在のコンセンサス(合意)としては、「年間100ミリシーベルトを超えなければ健康への影響は確認できない」とされています。しかし、やはり無意味な放射線は浴びないに越したことはありません。

現在、世界の放射線医学の研究者などで構成される国際放射線防護委員会(ICRP)の勧告では、自然放射線以外で「一般の人が浴びても差し支えないとされる年間の被ばく量の基準は1ミリシーベルト」となっています。

判定人

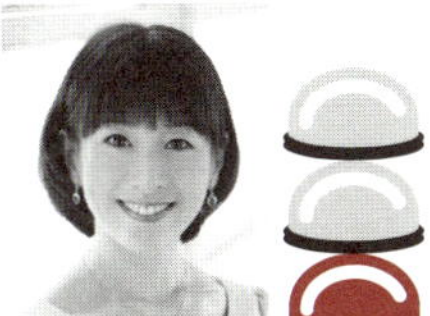
山本舞衣子さん

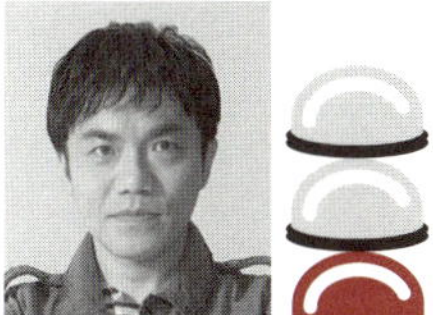
水道橋博士さん

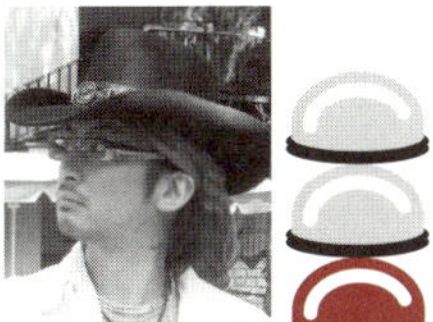
奥田健次さん

トリビア3

私たちの体の中でも放射線が生まれている

びっくりするかもしれませんが、実は私たちの体の中にも微量の放射性物質が含まれています。ですから、体の組織や臓器は、ごくわずかながら体内で発生する放射線を常に浴びているのです。

この放射性物質の多くは、私たちが普段口にしている水や食物から体内に取り込まれたものです。

体内の代表的な放射性物質は「カリウム40」です。カリウムは生物には必須の元素。野菜などの食物は成長するときに地中のカリウムを取り込みますが、その中に天然の放射性カリウムが含まれています。

カリウムは人間の体にも欠かせない成分で、筋肉や神経の機能を正常に保つ働きがあります。人間の体には体重の0・2％のカリウムが含まれていますが、その0・0012％が放射性カリウム40です。ほかにも、人の体内には放射性の炭素や炭素14などが含まれています。

カリウム40は日本人の主食であるお米をはじめ、さまざまな食物に含まれています(表1参照)。

私たちの1日の食事に含まれるカリウム40の放射能は約50〜75ベクレル（Bq）です。ベクレルというのは放射能の量を表す単位です。

表1　通常の食品に含まれる放射性物質（カリウム40）

食品名	放射能	食品名	放射能
干し昆布	2,000Bq/kg	牛肉	100Bq/kg
干し椎茸	700Bq/kg	魚	100Bq/kg
お茶	600Bq/kg	牛乳	50Bq/kg
ドライミルク	200Bq/kg	米	30Bq/kg
生わかめ	200Bq/kg	食パン	30Bq/kg
ホウレンソウ	200Bq/kg	ワイン	30Bq/kg

〈「原子力百科事典ATOMICA」高度情報科学技術研究機構より抜粋転載
出典：放射線医学総合研究所資料〉

放射線にまつわる3つの単位

ここで、放射線の強さを示す3つの単位について復習して整理しましょう。

まず、放射性物質が放射線を出す能力（放射能の強さ）を表す単位が「ベクレル」、放射線のエネルギーが物質や人体に吸収された量を表す単位が「グレイ」、人体が受けた放射線のダメージの度合いを表す単位が「シーベルト」です。

体重約60キロの日本人では、カリウム40由来の放射能が体内に約４０００ベクレル存在しているといわれます。

人間は天然の放射性物質を含んだ食べ物を毎日とり続けているわけですが、だからといって体内で放射能レベルが上がり続けることはありません。摂取した放射性物質は体外に排出されるからです。１日の食事に含まれるカリウム40は、毎日ほぼ同量が排出されています。

判定人

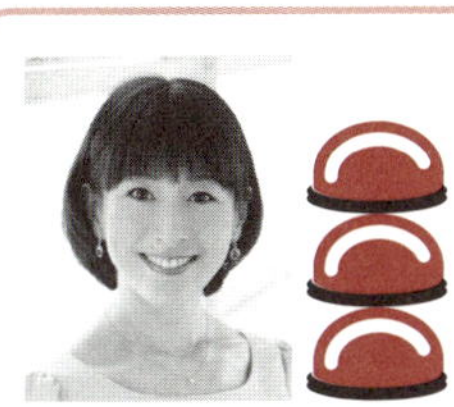
山本舞衣子さん

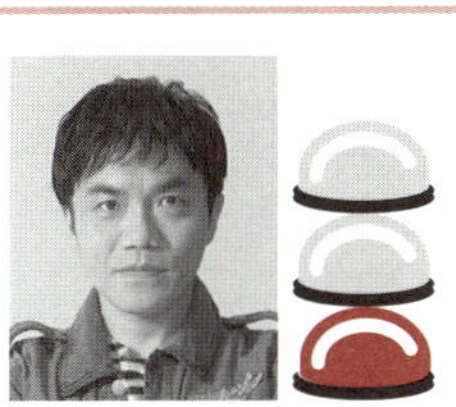
水道橋博士さん

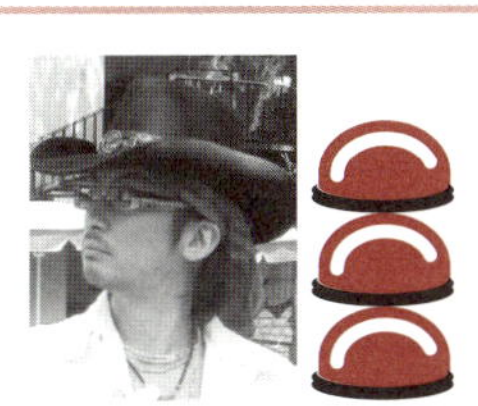
奥田健次さん

トリビア4 放射線には「重さ」がある

放射線の中でも粒子線には、実は「重さ（質量）」があります。粒子放射線は質量をもった粒子の運動によって生じるものだからです。

そして、放射線の種類によって重さが違います。

α《アルファ》線の質量は電子の8000倍で最も重く、次に重いのがβ《ベータ》線です。β線はα線の約7000分の1の質量です。

γ《ガンマ》線とX《エックス》線は、粒子線ではなく電磁波（光線）なので質量はありません。

放射線の種類によって体内への進入深度が異なる

また、放射線は光速あるいは光速に近い速さで、光線と同じように真空中を一直線に飛行します。この放射線が飛んでいってエネルギーを失って停止するまでの距離を「飛程」といいます。

α線は、空中では数センチ、水中では数マイクロメートルと短い距離しか飛べません。人の体の中では約0・04ミリ進むと停止してしまいます。だから、紙1枚でさえぎることができるわけですね(13ページ参照)。

β線の飛程は、空中で約1メートル、水中では数ミリメートルです。人体の中では約16ミリ進むと止まります。

γ線やX線は質量のない電磁波なので、α線やβ線に比べてとても遠くまで飛びます。

ただし、γ線やX線は粒子ではなく光子です。ですから、あるところまで進んで止まるというものではありません。

また、飛程が短いということは、放射線が人体組織に与えるエネルギーの密度が高いことを意味します。ですから、γ線やX線に比べて、α線やβ線は人体に当たると細胞やDNAを傷つけやすいのです。

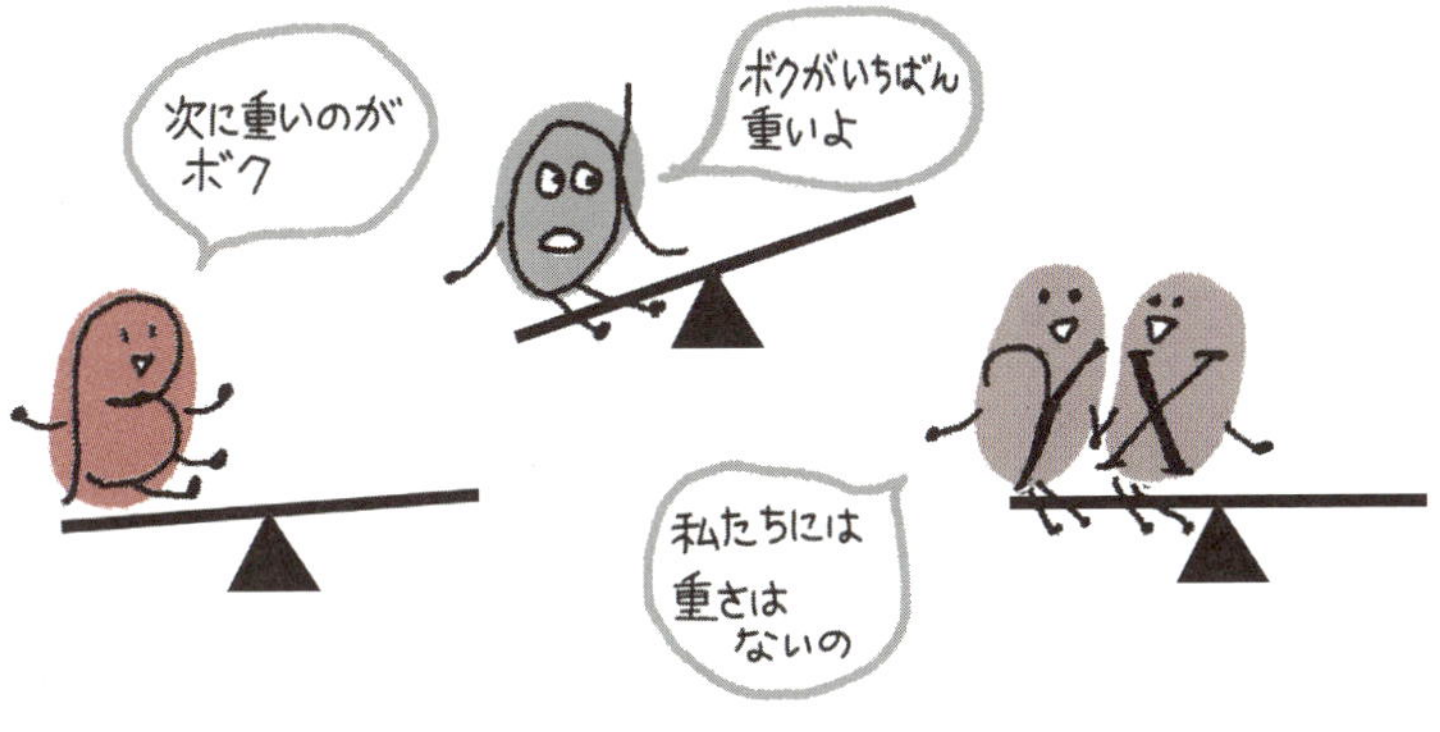

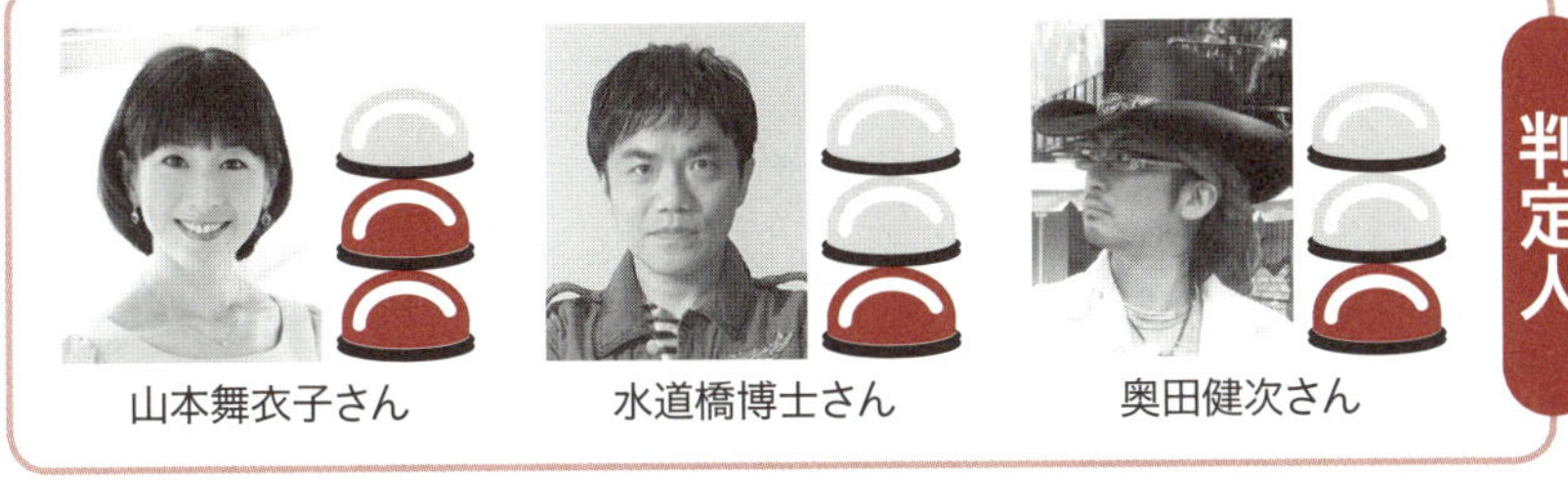

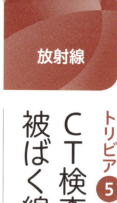

トリビア5 CT検査は一般X線検査よりも被ばく線量が多い

画像検査で放射線を使うのはX線《エックス》検査、CT検査、核医学検査(PET検査など)です。ですから、これらの検査を受けると、わずかですが放射線を被ばくします。でも、その被ばく線量はきわめて少なく、健康リスク(危険度)という点ではまず問題にならないと考えられています。

何ミリシーベルトまでなら安全ということではなく、少しでも浴びればその線量に応じて健康リスクは増えていきます。ですから本来、放射線は浴びないに越したことはないのですが、法律では「医療に関しては別途」と明記されています。それでも、放射線を頻繁に浴び続けることはできれば避けたいところですね。

被ばく線量は検査の種類、撮影部位などで変わる

X線検査、CT検査、PET検査では、1回の検査で受ける被ばく線量に違いがあります。また、撮影部位や撮影手法によっても被ばく線量は異なります。

平均的な例では、たとえば胸部X線撮影の場合、1回の検査で浴びる放射線は正面撮影で約0・06ミリシーベルト、側面撮影で約0・1ミリシーベルトです。

また、同じX線検査でもバリウムを飲んで行う胃のX線検査（透視と呼ばれる）では、X線を当てる時間が長いのでそのぶん被ばく線量が多くなります。直接撮影（検診センターなどで行われる大きなフィルムで撮影する方法）では8〜20ミリシーベルト、間接撮影（移動式検診車などで行われる小さなフィルムで撮影する方法）では20〜30ミリシーベルトになります。

胸部X線検査での被ばく線量が多くても0・1ミリシーベルトとすると、胃のバリウム検査では単純計算でその80〜300倍の放射線被ばくを受けてしまうことになります。

一方、CT検査での被ばく線量は一般に5〜30ミリシーベルトです。胸部のCT検査1回では6・9ミリシーベルトです。なお、PET検査では1回に2〜20ミリシーベルトです。

被ばく線量と発がんのリスクの上昇についての関係は、広島・長崎の原爆被ばく者のデータがもとになっているのですが、それによると、1回の被ばく量が200ミリシーベルトで、致死性のがんが1%増えるとされています。また、1万人が10ミリシーベルト（CT検査約1回分に相当）を受けた場合、そのうち5人（0・05%）がその被ばくによって発症したがんで死亡すると推計されています。

ちょっと脅かしすぎたでしょうか。繰り返しますが、どんな画像診断でも1回の画像検査でがんになる危険はまずありませんが、被ばくはなるべく少なくしたいところです。

放射線の影響は大人よりも子どものほうが受けやすいことも知られています。そのため、放射線診断の現場では、子どもを検査するときは放射線の照射条件を調整し、線量を減らすようにしています。

被ばくの心配を上回る検査のメリット

こうした「医療被ばく」と健康リスクのバランスについて、私たちはどう考えればよいのでしょうか。

大量の放射線に被ばくすればがんのリスクが増えることは多くの研究で明らかになっています。でも、CT検査で受けるような少量の放射線とがんリスクについてはまだ科学的に明らかではありません。実際問題として、これを検証するのはとても難しいのです。また、仮にリスクが高くなったとしても、喫煙など他の要因によるがんリスクと比べればはるかに小さいのです(表2参照)。

病気の診断や治療効果判定のために何度もCT検査などを繰り返せば、がんのリスクが高まる可能性は否定できません。でも、ここでは健康を総合的に考える必要があります。正しい検査結果をもとに適切な治療が行われれば、がんのリスクの増加分よりも、検査を受けるメリットのほうがはるかに大きくなります。

被ばくを心配して検査を拒否すれば、病気の発見が遅れるという別のリスクが生じます。とくに、重大な疾患の可能性がある場合は、検査のリスクだけにとらわれず、医師に検査の必要性を確認した上で、必要な検査を受けることが自分を守ることにつながります。

もちろん、短期間のうちに続けてCTを撮らないほうがよいのは間違いありませんが、そのへんは医師も考慮してくれるはずなのであまり心配しなくてもよいでしょう。

表2　放射線と生活習慣によってがんになるリスク

放射線の線量［ミリシーベルト／短時間1回］	がんの相対リスク＊［倍］		生活習慣因子
1000－2000	1.8		
		1.6	喫煙者
		1.6	大量飲酒（毎日3合以上）
500－1000	1.4		
		1.4	大量飲酒（毎日2合以上）
200－500		1.22	肥満（BMI≧30）
		1.29	やせ（BMI<19）
	1.19		
		1.15-1.19	運動不足
		1.11-1.15	高塩分食品
100－200	1.08		
		1.06	野菜不足
		1.02-1.03	受動喫煙（非喫煙女性）
100以下	検出不可能		

〈出典：国立がん研究センター〉

＊相対リスクとは、表にある生活習慣因子をもたない集団のがん発生率で、因子をもつ集団の発生率を割ったものであり、因子をもたない人に比べてもっている人ががんにかかる割合が何倍高いかを示した数値
＊この表は、成人を対象にアンケートを実施した後、10年間の追跡調査を行い、がんの発生率を調べたもの。たとえば、アンケート時に「タバコを吸っている」と回答した集団では、10年間にがんにかかった人の割合が「吸っていない」と答えた集団の1.6倍であることを意味している

判定人

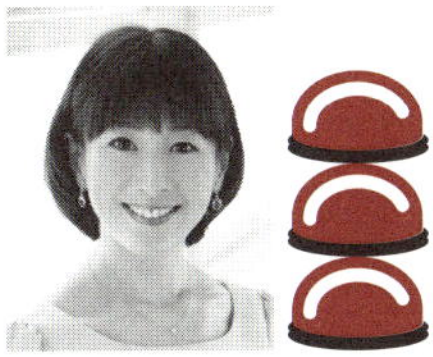
山本舞衣子さん

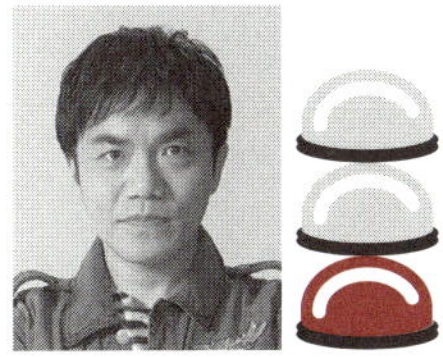
水道橋博士さん

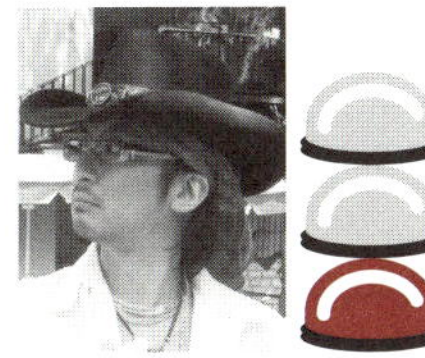
奥田健次さん

トリビア 6

「レントゲン」はX線を発見した人の名前である

放射線の一種であるX線《エックス》。X線検査のことをよく「レントゲン検査」と言ったり、X線を使った写真を「レントゲン写真」と呼んだりしますね。でも、それは正確な名称ではありません。正しくは、あくまでも「X線検査」です。医療従事者はX-ray Photographを略して「X-P」とも呼びます。

「レントゲン」というのは、実はX線を発見した人の名前なのです。

X線がレントゲン博士によって発見されたのは1895(明治28)年のことでした。今年はX線発見120周年に当たります。

不思議な未知の放射線

ドイツのビュルツブルク大学の教授だったレントゲン博士は、ガラス管の中を真空にしてその中に高い電圧の電流を流す実験をしていました。ある日、ガラス管を黒い紙でしっかりとおおって、部屋も真っ暗にして実験をしたところ、ガラス管の近くにあった蛍光板(蛍光スクリーン)が突然暗闇の中で光り出しました。そして、ガラス管と蛍光板の間に物体を入れると、蛍光板に物体の影が映ったのです。

レントゲン博士は、装置から目に見えない光のようなものが出ていると考えました。これがX線の発見です。「X線」と名付けられたのは、「不思議な未知の放射線」という意味からでした。

実験を繰り返すと、この光は紙や木を通り抜けるものの、人の骨や鉛は通さないことがわかりました。試しに彼は、妻の手の指の骨をX線で撮影しました。すると、手の骨と金属の結婚指輪だけが写った写真が撮れたのです。これが世界最初の人体X線写真でした。

レントゲン博士はX線発見の功績により、1901年に第1回ノーベル物理学賞を受賞しました。

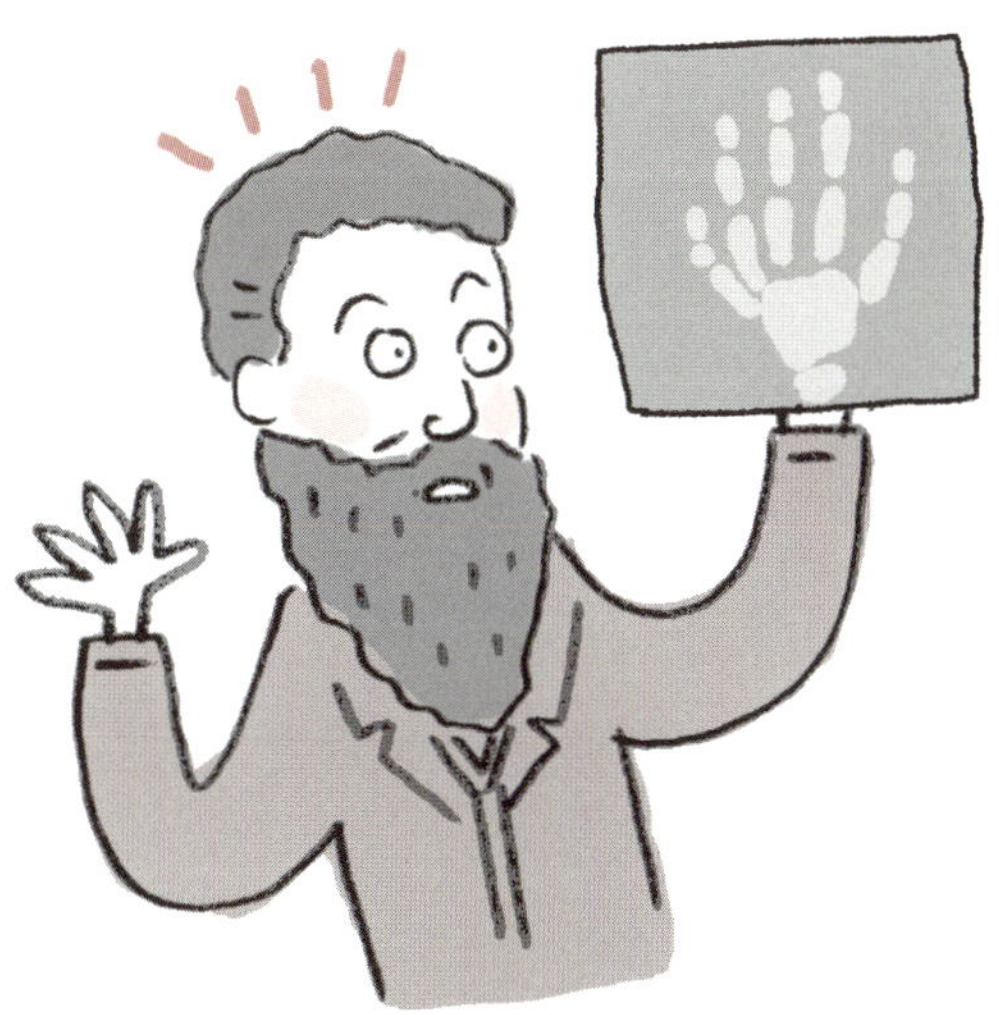

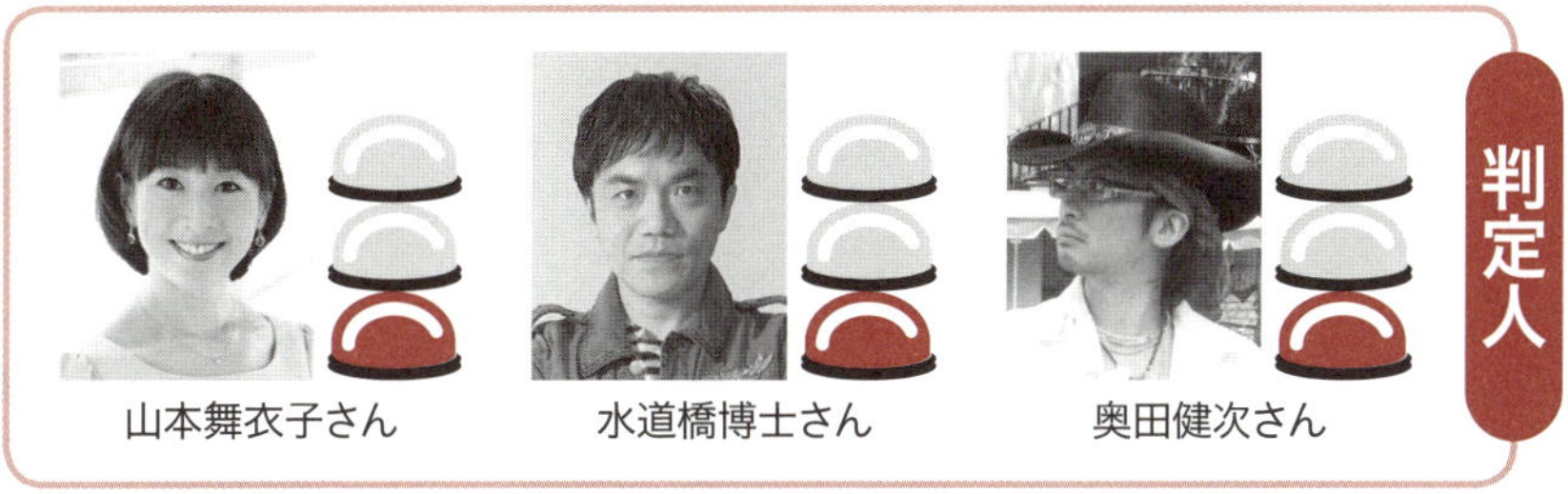

トリビア 7

X線検査では患者さんによってX線の強さを調節する

X《エックス》線検査というのは、人体にX線を照射して写真を撮る検査です。X線照射装置とフィルムの間に体を置いて、焼き付けて画像化します。レントゲン博士の実験に当てはめると、ガラス管が照射装置で、蛍光板がフィルムということになりますね。

人の体は、骨や筋肉、軟部組織、脂肪、空気などでできていますが、組織によってX線の透過率（吸収率）が異なります。人体をX線が通りやすい順に並べると、空気（肺や腸管の中）、脂肪、筋肉・血液・軟骨、骨、重金属（入れ歯、貴金属など）となります。

X線写真では、骨や金属などX線を通しにくいところはフィルム上で白く、水分や脂肪・空洞などX線を通しやすいところは黒く写ります。このように、人体を通り抜けたX線の量を白黒の写真として写す検査を「単純X線撮影」といいます。

ところが、検査をしたい臓器と周囲との吸収率の差があまりない場合は画像が鮮明に得られません。そんなときは、画像検査をわかりやすくする造影剤という薬を使います。造影剤はX線を通しにくいので組織をよりはっきりと描き出すことができます。単純X線撮影に対して、造影剤を用いたX線検査を「造影X線撮影」といいます。

骨折の診断はX線検査の得意技

X線検査は、主に骨や肺の病変を描き出す画像診断として利用されてきました。とくに、骨の病変の診断に強く、さまざまな画像診断法が登場している現在でも、骨折の診断にはX線検査が最も効果的です。

X線検査は次の3つのプロセスから成り立っています。①X線を発生させて体に照射する、②生体内でX線が吸収される、③体を通過したX線を目に見える像に変換する、です。

X線は強いほど透過しやすい特徴があります。X線を発生させるときには、患者さんの性別、年齢、体格、撮影する部位・角度などによって、X線の強さ(線量・線質)を調整します。X線の量は電流で、透過する強さは電圧で調節しますが、たとえば、体格の大きい人、太った人の場合はX線が透過しにくいので電圧を上げてX線を強くします。

また、子どもや妊娠の可能性のある女性の場合は被ばく線量を少なくする必要があるので、電流を下げてX線を少なくします。

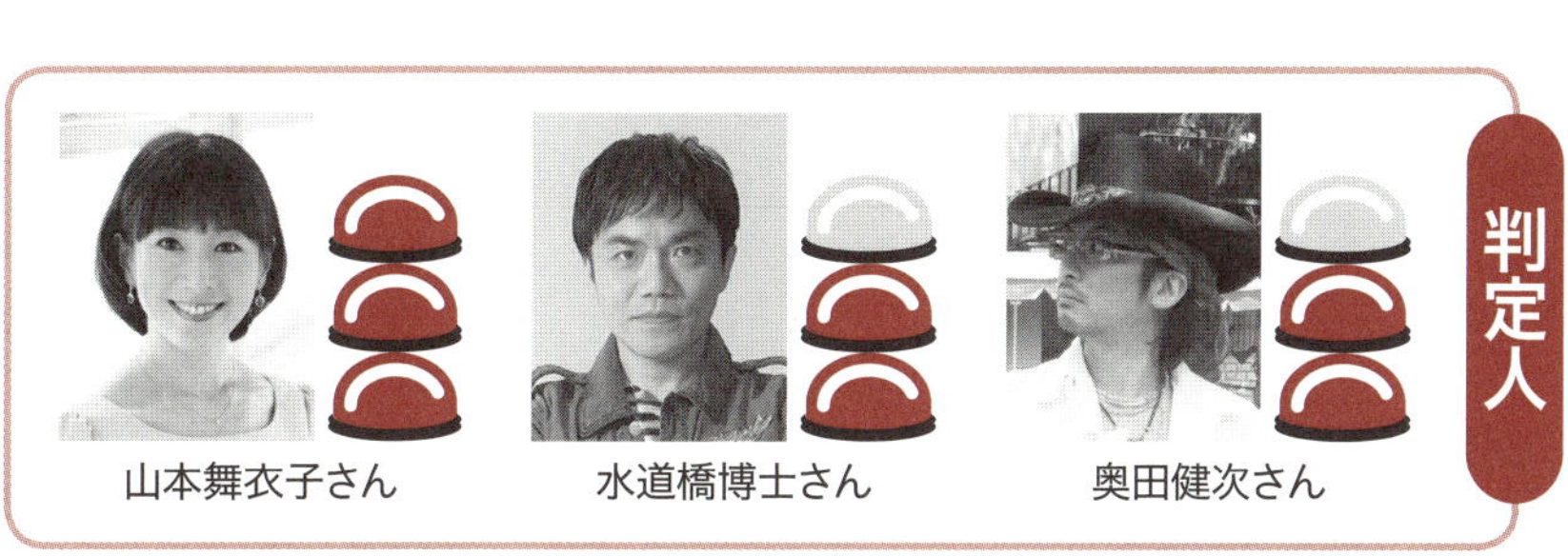

トリビア8
X線検査の被ばく線量は10年前は今の約10倍だった

近年、X《エックス》線を用いた画像検査の線量は大きく減ってきています。被ばく線量は10年前と比較すると、撮影部位によっては10分の1くらいに少なくなりました。

このように、線量を少なくすることができたのはデジタル化のおかげです。

X線検査がフィルムだった時代には、ある程度高い線量で撮影しないと画像にノイズがまじり、画質が劣化するという問題がありました。しかし、X線検査がフィルムからデジタル化されると、線量が少なくてもコンピュータで制御することで明瞭な画像が得られるようになったのです。

最近では、低ノイズで高感度のソフトウェアも開発されています。X線検査による被ばく線量は今後さらに下がっていくでしょう。

個人線量計を身につけている医療従事者

被ばく線量が減ったことは患者さんばかりでなく、医療従事者にとっても朗報です。というのも、X線検査を行う医療従事者も同様に被ばくするからです。

放射線科医や診療放射線技師など、放射線にかかわる機会の多い医療従事者は個人線量計を身につけ、自分の被ばく線量を計測しています。

医療関係者を含めた職業人に対する放射線の線量限度は、5年間で100ミリシーベルト、単年度では50ミリシーベルト、女性（妊娠する可能性のない人は除く）については3か月で5ミリシーベルトを超えないよう法律で定められています。実際には、日本の医療関係者の被ばく線量は年間平均1ミリシーベルト以下、女性の医療職では年間約0・2ミリシーベルトになっています。女性の場合、妊娠・出産への影響があるため放射線被ばくのコントロールが重視されているんですね。

近年、女性の診療放射線技師が増えてきました。地域などによって差がありますが、約2〜3割を女性が占めるようになりました。まだまだ少ないのですが、これでも以前に比べればかなり増えたのです。

女性技師が増えた理由は、X線検査機器などのデジタル化で線量が少なくなるとともに、病院の被ばく管理が行き届くようになって検査による医療被ばく量が激減したからです。乳がん検診でマンモグラフィ（乳房X線検査）が普及して、女性技師の活躍の場はますます広がっています。

判定人

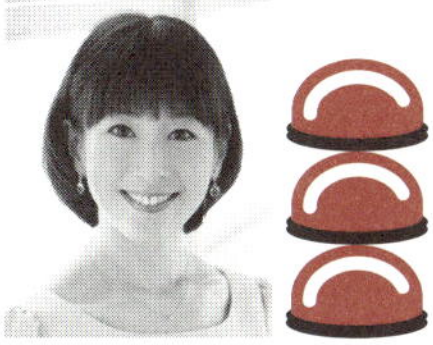
山本舞衣子さん

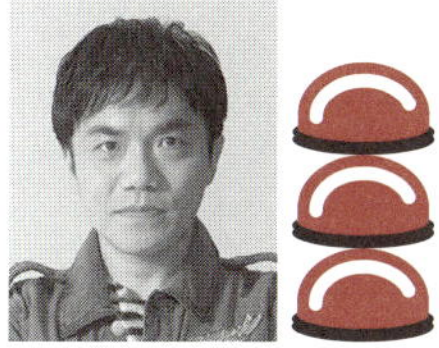
水道橋博士さん

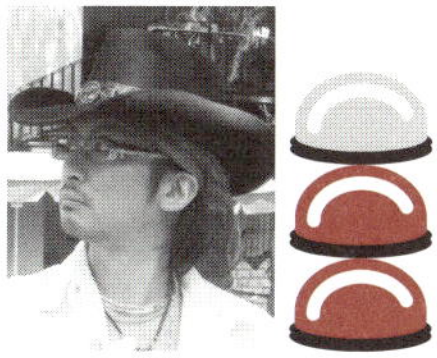
奥田健次さん

トリビア 9

病院では画像をモニター(パソコン)で見る時代になった

あなたは最近、病院でX《エックス》線検査やCT検査をしましたか？　何か以前と変わったことにお気づきではありませんか？

以前は、たとえばX線検査を受ける場合、検査室で検査が終わると大きな封筒に入ったX線フィルムを渡されて、自分でそれを持ってまた診察室に戻っていたと思います。重くはありませんが、病気や怪我をしているとあれがけっこう負担だったものです。

でも今は、自分でX線フィルムを運ばなくてもよくなりました。

検査室と診察室がコンピュータでつながっていて、現像が終わると検査室から診察室の医師のモニター(パソコン)に自動的に画像データが送られるようになっています。最近は、大きな病院ではほとんどがこのシステムになっています。

これは、「医用画像保管伝送システム」と呼ばれています。X線写真やCT、MRIなどの画像データを電子化してデータベースに保存し、病院内に配信して必要なときに見ることができるように管理するシステムです。

フィルムレス化でメリットいろいろ

X線フィルムを使っていると、その保管スペースや運搬・管理などの手間が膨大なものになってしまいます。そのため、以前から医用画像の電子化が切望されてきましたが、コンピュータの性能やネットワーク速度が飛躍的に向上するなどITの進化によって最近大きく普及してきています。

2008(平成20)年の診療報酬改定で新設された「電子画像管理加算」も医療機関のフィルムレス化を進める大きなきっかけになりました。

すでに、日本の多くの病院では医療機器のデジタル化によるフィルムレスが進んでいます。X線フィルムはここ数年間で激減して、画像はモニター(パソコン)で見る時代に変わってきています。

よくドラマのがん告知や病状説明などの場面で、

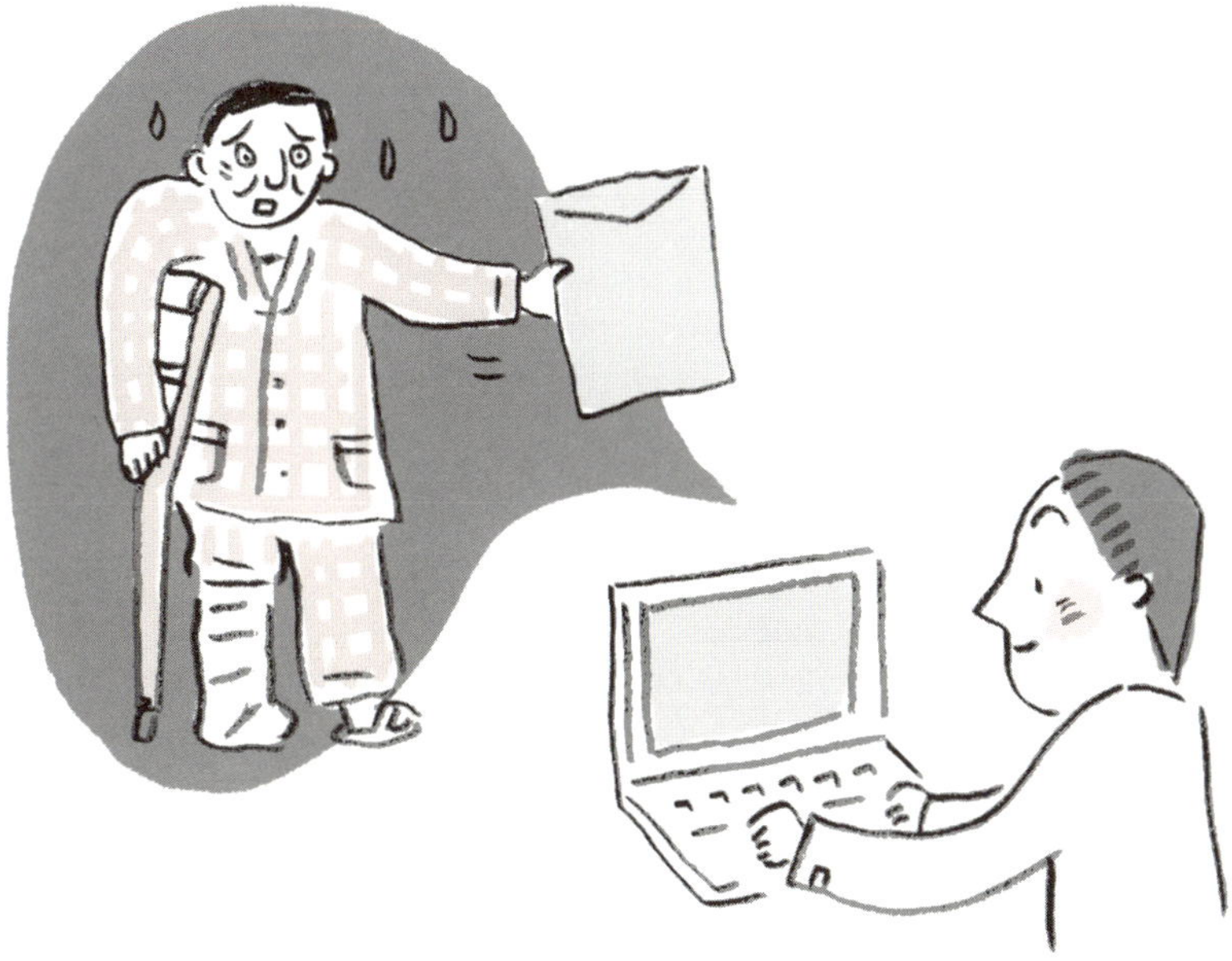

X線写真などをシャウカステン（X線写真を挿して蛍光灯で見るためのディスプレイ機器）で見せながら説明しているシーンがありますね。でも、現実の病院ではフィルム自体がなくなっているので、そうした場面はまずありません。

医師はパソコンのモニターで説明します。シャウカステン自体がない医療機関も増えています。

医用画像の保存期間に統一基準はない

なお、病院で撮影したX線画像やCT画像など医用画像データの保存期間は、次のようにさまざまな法律や省令で規定されています。

医療法施行規則第20条で規定されている保存期間は2年、医師法第24条では5年、歯科医師法第23条では5年です。なお、保健医療機関および保健医療養担当規則第9条では患者さんの診療録（カルテ）の保存期間は5年、帳簿や書類は3年とされています。

このように、医用画像の保存期間は法律によって統一されていないという不思議な状況があります。現実には、医療現場では最長の5年を採用するのが一般的です。

判定人

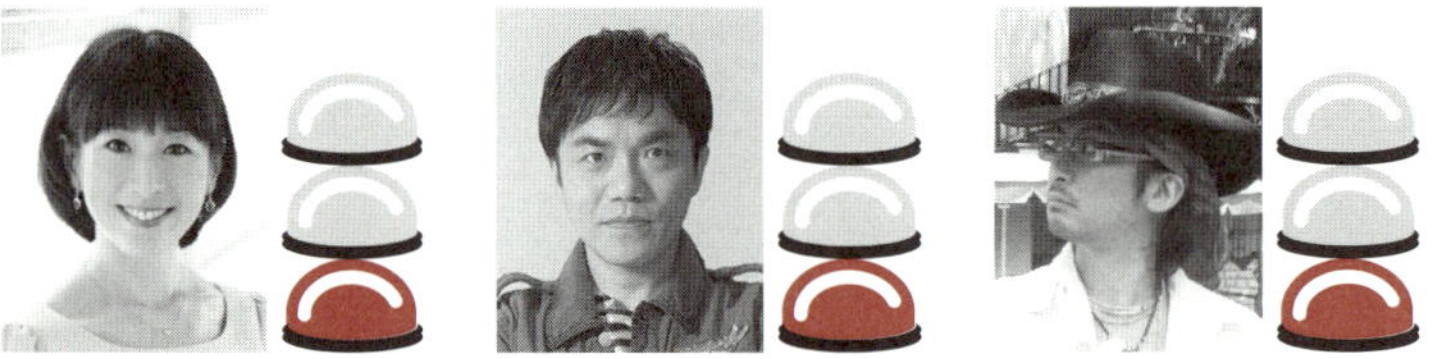

山本舞衣子さん　水道橋博士さん　奥田健次さん

CT、MRI

トリビア10

CTの〝生みの親〟はビートルズである

CT（CTスキャナー）が初めて世の中に登場したのは1972（昭和47）年のことでした。開発・発売したのはイギリスの小さな電気会社だったEMI社でした。

当時、EMI社はそのレコード部門に所属していた20世紀最大のバンド「ビートルズ」の記録的なレコード売上で莫大な利益を得ました。実は、その利益を社会還元するために開発費を投じて生まれたのがCTだったのです。初来日から6年後のことです。

そのため、CTスキャナーは「ビートルズによる最も偉大な遺産」ともいわれています。

最初に生産されたCTは「EMIスキャナー」という名前で呼ばれており、脳の断層撮影に用いられました。

この脳疾患診断システム・EMIスキャナーは、X《エックス》線では見えるはずのない、生きた人間の脳を初めて画像として鮮明に映し出し、人々を驚かせました。

EMI社のサラリーマンがノーベル賞の受賞者に

CTを発明したのは、EMI社に所属していたゴッドフリー・ハウンズフィールドという人物でした。彼は大学や研究室に在籍したことのない一介のサラリーマンでした。

CTはX線の発見以来、医学史上最大級の発明といわれ、人体の放射線診断技術を飛躍的に進歩させました。CTが登場する以前のX線発生装置は、1方向からだけ放射線が発生するように作られていました。そのため、立体である人体を1方向から見た平面でしかとらえられませんでした。ハウンズフィールドは放射線を多方向から当てれば人体の断面像を作り出すことができるのではないかと考えました。

当時、同じようにCTの技術に興味を持ち、その土台となる理論を展開していた人物がいました。アラン・コーマックという素粒子物理学者です。その研究理論をもとに、ハウンズフィールドは人体の外部のあらゆる角度から撮影した画像をコンピュータ処理し、体の断面像を得るために、体の周りをぐるぐる回転するX線装置を開発しました。それがCTスキャナーでした。

1979年、ハウンズフィールドはコーマックとともにノーベル生理学・医学賞を受賞しました。

ちなみに、日本でのCTのシェア・ナンバーワンは東芝グループの老舗医療機器メーカー・東芝メディカルシステムズという会社です。アメリカでも第3位のシェアがあります。

東芝はレコード事業(東芝EMI)で英国EMI社と提携関係にありました。そうした背景から、1975年に日本第1号となるCTスキャナーを初めて輸入し、その後自社で開発するようになったのです。最初のCTスキャナーは1億円(現在の概算で10億円)を下らない値段だったそうです。

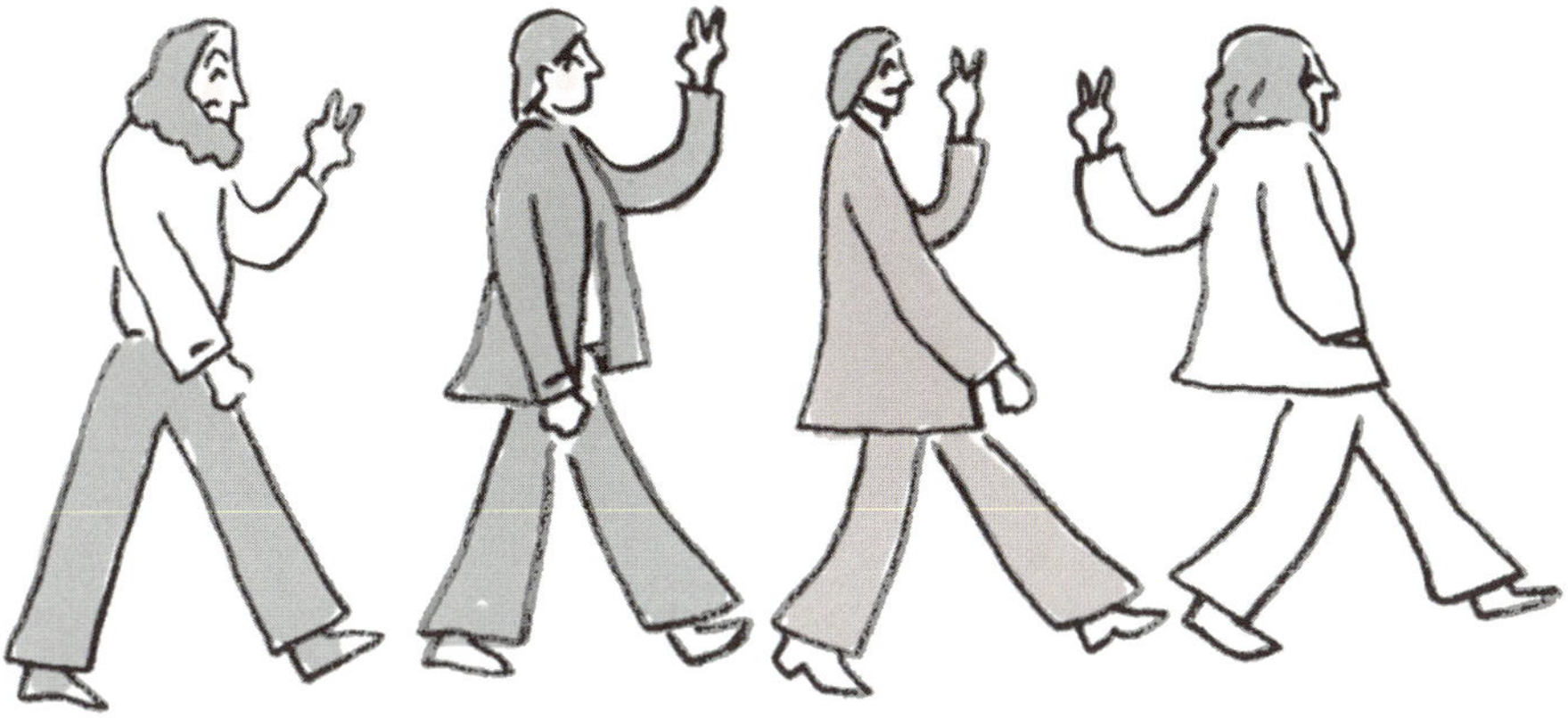

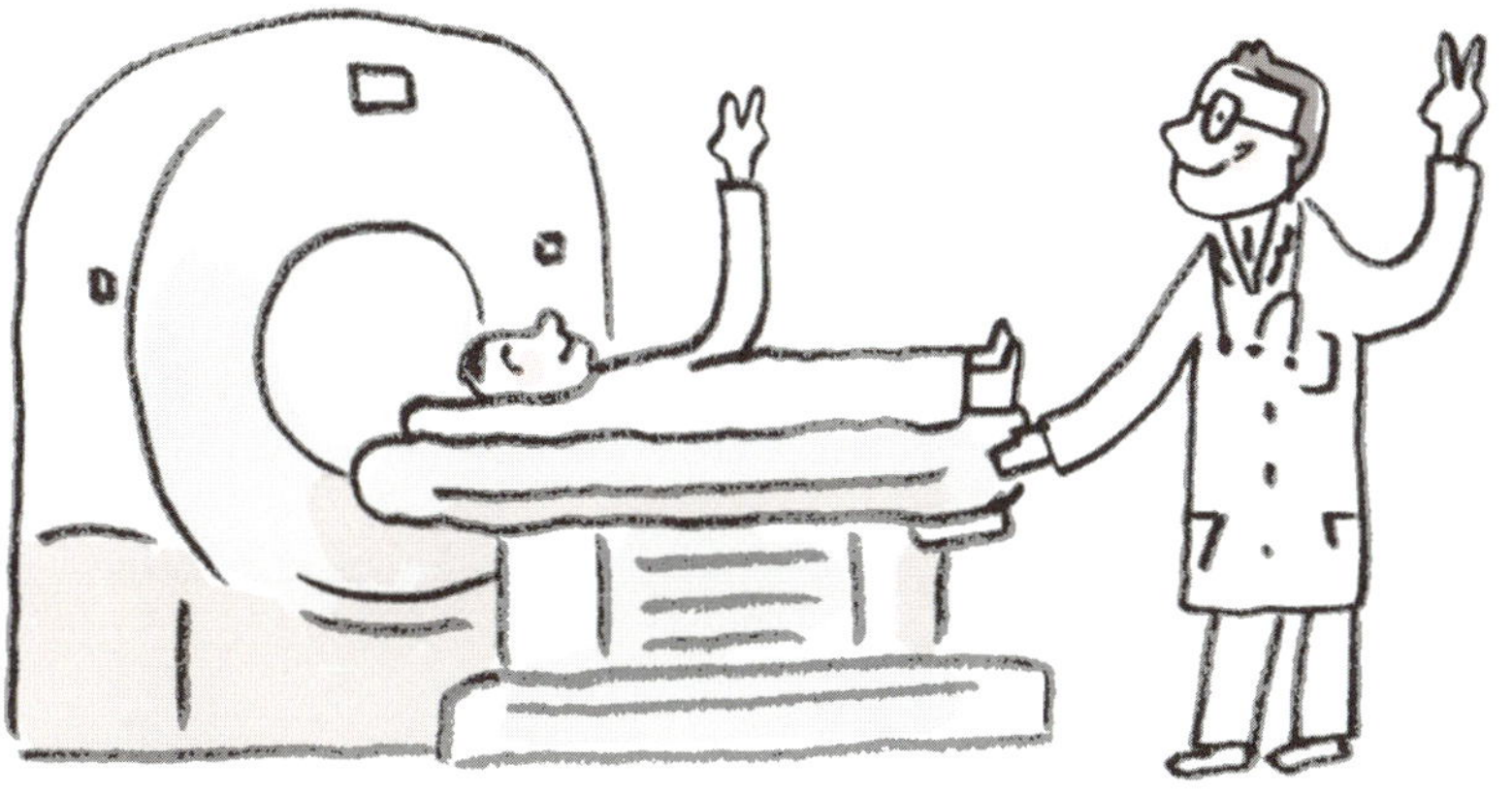

判定人

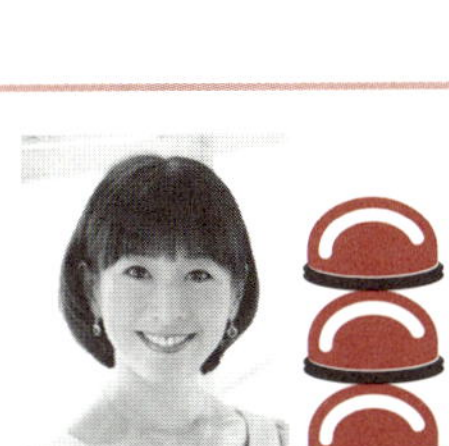

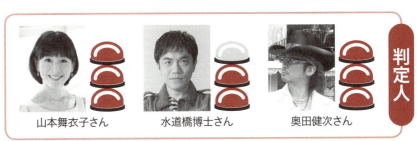

山本舞衣子さん

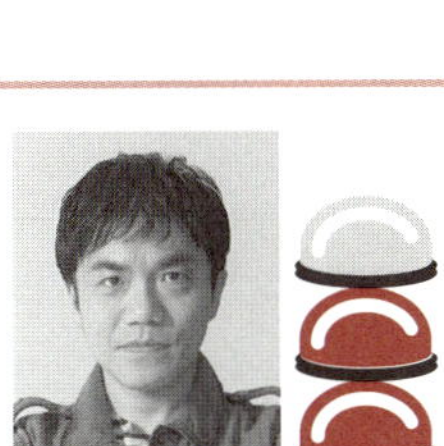

水道橋博士さん

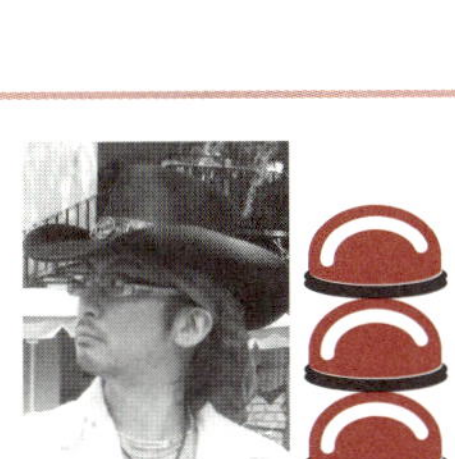

奥田健次さん

トリビア11

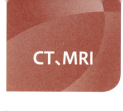

CTはX線を使うが、MRIでは使わない

あなたはCTとMRIの違いがわかりますか?

よくCTとMRIはひとくくりにして語られます。でも、その違いを明確に説明できる人は少ないのではないでしょうか。

CTとMRIの最大の違いは、「MRIは放射線を使わない」という点です。

CT検査は、X《エックス》線検査と同じように体にX線を照射し、通過したX線の量をデータとして集め、それをコンピュータで処理することによって体の内部を輪切りにして画像化する検査です。CT検査によって病変が描かれるのは、病変部位と正常部位とでX線の透過率が異なるからです。

これに対して、MRIは日本語では「核磁気共鳴画像装置」といいます。その名前でもわかるように、「磁石」を利用した検査法です。

MRIの装置は大きな磁石だと考えてください。この磁石の中に人が入ります。すると、体内にある水素の原子核(これをプロトンといいます)が磁気に共鳴して微弱な電波を出します。この電波を受信して臓器などを画像にするのです。

もう少し、詳しく説明しましょう。人の体内にあるプロトン（水素原子核）は、いつもはバラバラな方向を向いています。そこへある一定の磁気を当てると、プロトンは共鳴して一斉に同じ方向を向いて整列します。プロトンはこの方向転換のときにわずかな電磁波を出します。MRI装置はこの電波を読み取って、骨や水分などを判断して画像化します。

つまり、X線検査やCT検査が体の部位ごとのX線の透過率の差を利用しているのに対し、MRIでは人間の体の水素を分析しています。ですから、MRIではCTと違ってX線も他の放射線も使いません。

2003（平成15）年には、MRIの医学における功績が認められ、「核磁気共鳴画像法に関する発見」に対して、ポール・ラウターバーとピーター・マンスフィールドにノーベル生理学・医学賞が与えられました。

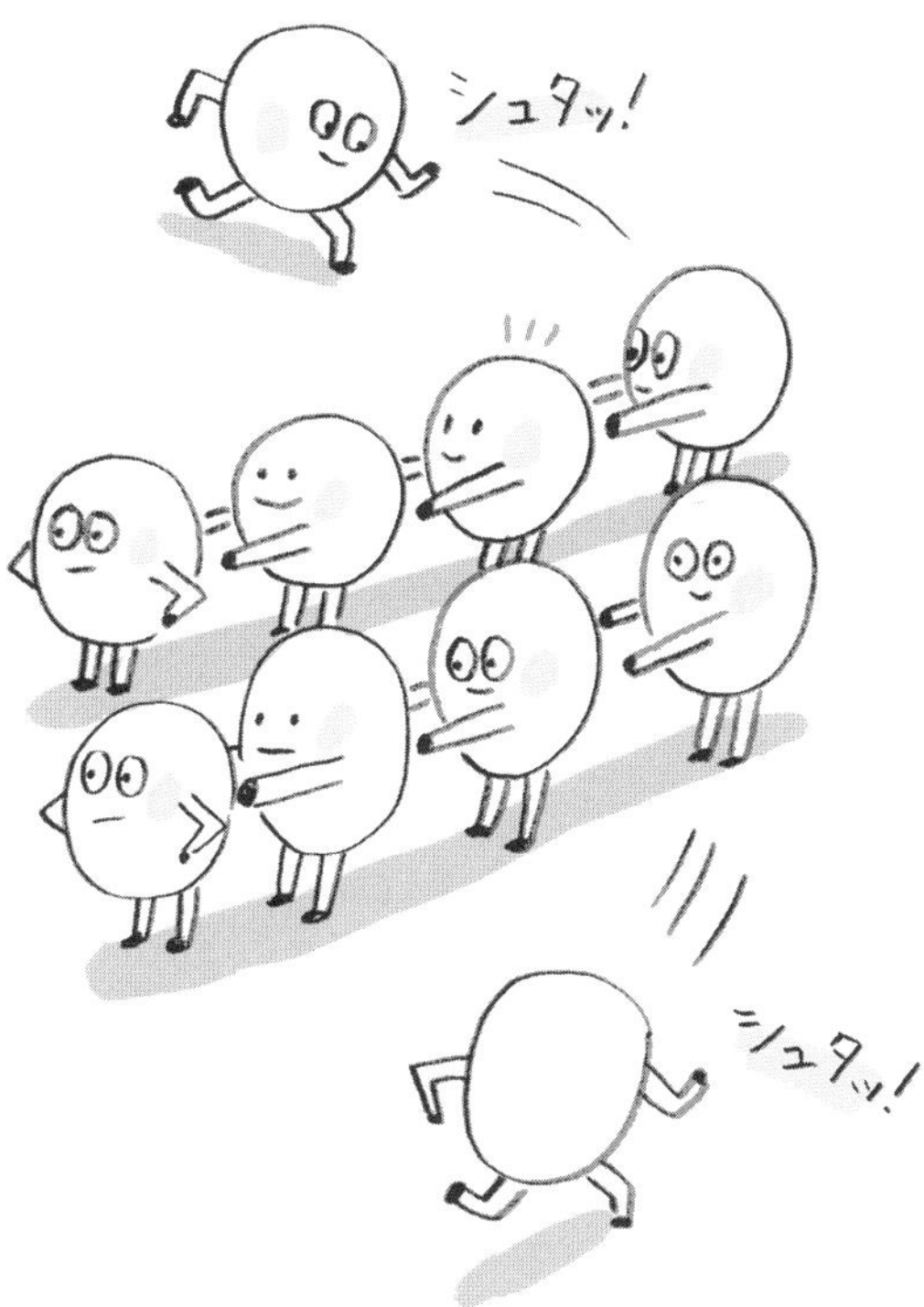

閉所恐怖症の人に朗報

MRI機器は磁石のような形をした「トンネル型MRI」が一般的です。検査したことのある人は思い当たるでしょう。トンネルの中に入って検査が始まると、釘打ち音やゴワーンという共鳴音がします。これが繰り返されて、けっこうな騒音と感じる人も少なくありません。

あの騒音は、撮影中に磁場を作るコイルという部品に強い電流を流すために、そのコイルが振動して出る音です。最近は各メーカーとも改良を重ねており、騒音はだいぶ小さくなってきています。

また、CTに比べてMRIは検査時間が長くなります。プロトンが方向転換するときの電波の読み取りを何度か繰り返すためです。

検査に時間がかかるので、閉所恐怖症の人は恐怖のためにパニックを起こしたり、体が動いてしまったりすることがあるのでMRIを撮りにくい場合があります。

最近は、トンネル型ではない「オープンMRI」も登場しましたので、狭いトンネルの中に入るのが苦手な方にとっては朗報ですね。このタイプは、MRIを使って検査・治療を行うときに多く使用します。

判定人

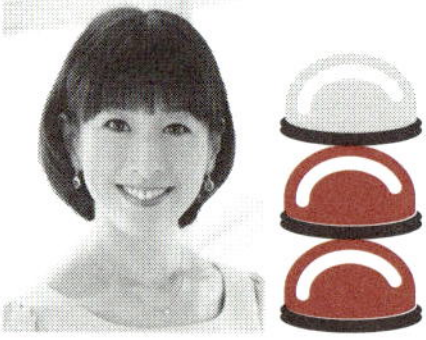
山本舞衣子さん

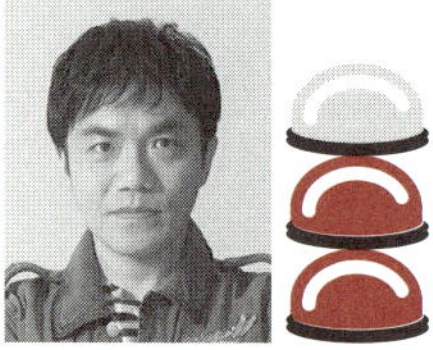
水道橋博士さん

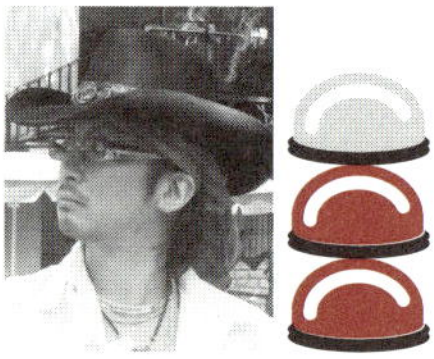
奥田健次さん

CT、MRI

トリビア12

CT、MRIにはそれぞれ得意・不得意がある

ときどき、CT検査を勧められた患者さんが「CTではなくMRIをお願いします」と希望することがあります。

このように、CTよりもMRIのほうがすべてにおいて優れていると誤解している人がいます。でも、そんなことはありません。それぞれに長所と短所があり、医療現場では検査の目的などによってどちらが適しているかを選んでいるのです。

では、医療現場ではCTとMRIはどのように使い分けられているのでしょうか？

一般に、CTは臓器や組織の「形状」を正確に描き出すので、病気の「存在診断」に優れています。存在診断というのは「どのくらいの大きさの病変がどの臓器のどの場所にあるのか」ということです。

一方、MRIが得意とするのは病気の「質的診断」です。これは、「その病変はどんな病気なのか？ 良性なのか悪性なのか？」の判断材料になります。

検査目的に応じて使い分け

このように、CTとMRIにはそれぞれ得意・不得意があり、検査の目的などに応じて使い分けられます。もちろん、機器の性能によっても能力に違いがあります。

CTは主に体を横断する輪切りの画像を得るのに対し（最近は縦切りもできるようになりましたが）、MRIは診断を行うために適した断面を縦、横、斜めと自由に撮影できます。

MRIは脳の腫瘍性疾患や椎間板ヘルニアなど、CTに比べてより詳しい情報を得たいときに威力を発揮します。

とくに、脳梗塞など脳の疾患を発見するのはMRIが得意です。たとえば、脳梗塞を起こしたときは発症後3時間以内に血栓溶解療法（t-PA治療）を行うと梗塞が溶けて劇的に良くなりますが、その適応かどうかを判定するためにはMRI検査が有用です。

一般に、骨などの「硬い組織」はCTが、脳・脊髄など「軟らかい組織」はMRIが得意です。なお、肝臓、胆のう、膵臓《すいぞう》など消化器系の病気の発見能力はほぼ同等とされています。

ここで、CT、MRIそれぞれのアドバンテージ（優位性）についてまとめておきましょう。これを知っておけば、医師がなぜそちらの検査を選択したのか理解しやすくなりますね。

CTのほうが優れている点

・臓器の形状が明瞭である

（ＭＲＩと比較してシャープな画像である）
・肺の病気や骨の病気、骨折などの外傷を診断しやすい
（ＭＲＩでは肺や骨を描き出すのは難しい）
・短時間で検査できる
（ＣＴは1〜5分、ＭＲＩは15〜30分）

ＭＲＩのほうが優れている点

・分解能力が高いので詳細な観察が可能
・自由な方向の断層写真が得られるので、病変の広がりや大きさ、周囲の臓器などとの関係など3次元的な情報を把握できる
・急性期の脳梗塞の診断が得意
・骨の影響を受けないので、骨の近くでもきれいな画像が撮れる
・放射線を使わないので被ばくしない

判定人

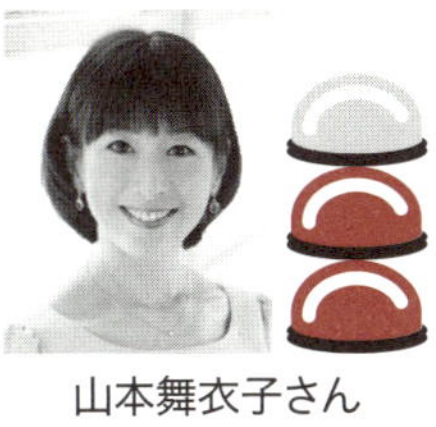
山本舞衣子さん

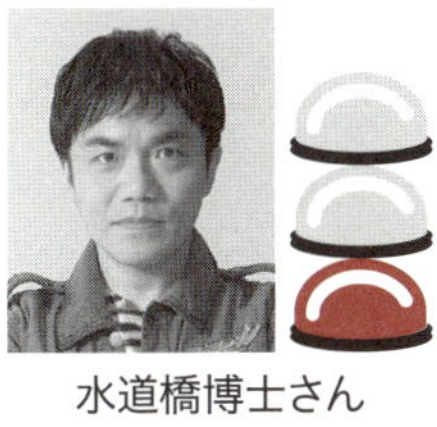
水道橋博士さん

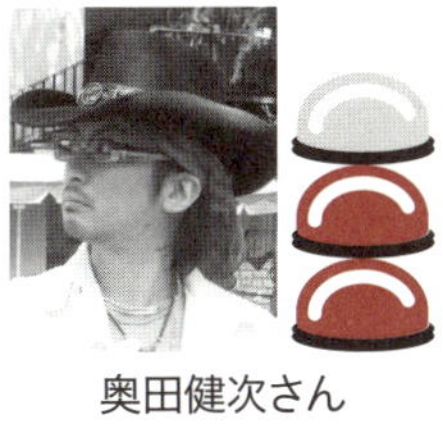
奥田健次さん

トリビア 13

最新のCTは全身を十数秒で撮影してしまう

最初の頃のCT装置は、X《エックス》線を発生する装置（管球）が患者さんの周囲を1回転するごとに息を止めて、1枚の画像を撮影しました。さらに別の部位を撮影するにはベッドを移動させなければなりませんでした。

1990（平成2）年頃に管球が連続してらせん状に回転できる「ヘリカルCT」（らせんCT）が登場しました。これで撮影効率はぐっと高まりました。

そして、ヘリカルCTが出現してさらに10年近く経った90年代後半に発明されたのが「マルチディテクターCT」です。呼称はメーカーごとにまちまちで、マルチスライスCTという呼び方もされます。

CTでは、人体を挟んで管球のちょうど反対側に、通過したX線を検出する装置（検出器）があります。検出器はX線フィルムの代わりで、これによって画像が得られます。

最初の頃のCTでは検出器は1列でした。検出器の数は「列」という単位で表されます。マルチディテクターCTというのは、この検出器が多列化したものです。4列、8列、16列、32列、64列……とその数はどんどん増えていき、現在では320列という機器もあります。たとえば、64列であれば、1回のスキャンで最大64枚相当の範囲の画像を撮影することができます。

心臓も動いたまま撮影できる

マルチディテクターCTの登場で、多くの情報量（画像枚数）を短時間で撮影することが可能になりました。現在では心電計と同期させて、動いている心臓さえも拍動を止めずに撮影できます。

多列化したCTほど撮影時間（検査時間）は短くなります。たとえば、最新の64列のマルチディテクターCTを使えば、頭部から下肢の全身を十数秒でスキャンできます。胸部のCT撮影ならわずか3～5秒程度の息止めで検査が終わります。

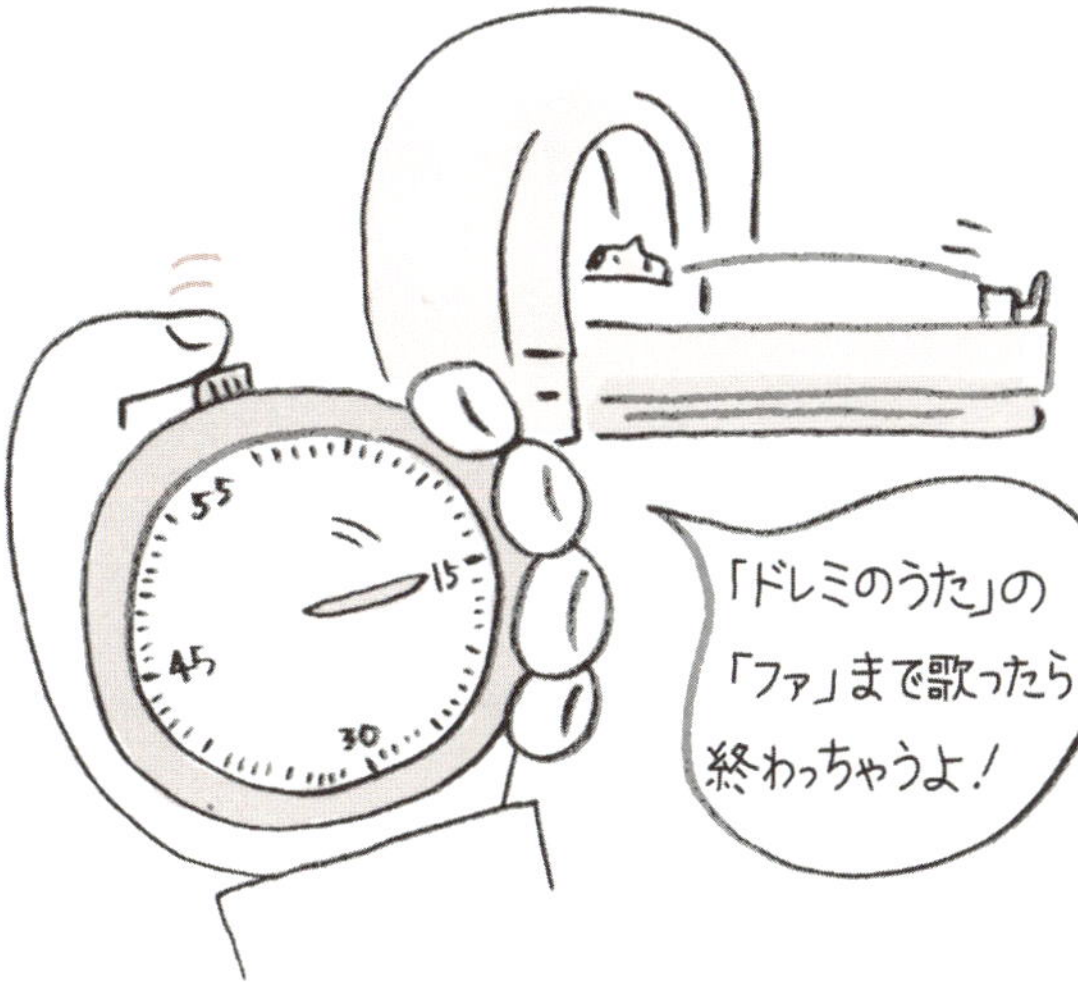
「ドレミのうた」の
「ファ」まで歌ったら
終わっちゃうよ！

判定人

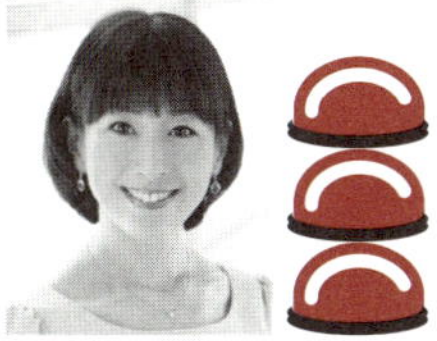
山本舞衣子さん

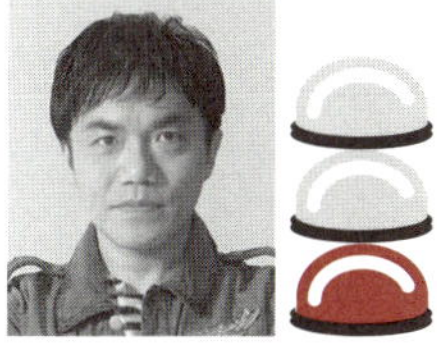
水道橋博士さん

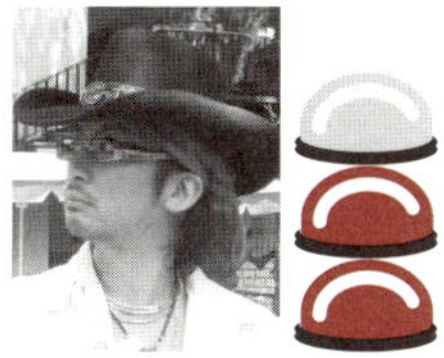
奥田健次さん

トリビア14

造影CT検査では見たい臓器によって撮影開始時間を変える

小さい病変や、正常部位とのX線《エックス》の透過率があまり変わらない病変は、通常のCT検査をしても診断できないこともあります。こういうときに補助的に使用するのが「造影剤」という薬です。

CT検査では（MRI検査でも）、とくに血液の流れを見たいときには造影剤を使います。造影剤はX線を通しにくいので組織をより明瞭に描き出すことができるのです。

造影剤を使わないCTを「単純CT検査」、造影剤を使う場合を「造影CT検査」といいます。

造影剤は普通、腕の静脈から注入してスキャンします。造影の効果をさらに高めるために、自動注入器を使って造影剤を急速に注入することもあります。

時間差撮影で複数の検査ができる

この造影剤を使ってCT検査をする際に、見たい臓器によって造影剤を入れてから撮影するまでの時間を変えることがあります。

腕の静脈から入れられた造影剤は、血液と一緒に心臓に戻り、心臓から押し出されて動脈を通って全身をめぐり、さらに静脈を通って心臓へ帰ってきます。ですから、動脈をチェックするには撮影を早めに開始し、静脈などを見るには少し時間が経ってから撮影します。

造影CT検査を経験した人ならわかると思いますが、造影剤を入れてから時間をおいて2〜3回撮影することがあります。「どうして何回も撮るんだろう?」と不思議に思った方もいるでしょう。

あれは、最初に造影剤を入れずに撮影し、次に血流の届くのが早い動脈を見て、さらに静脈を順にチェックしているのです。

とくに、がんを診断する際には血流をよく見ます。がんは血液を栄養にして成長するからです。ですから、造影CT検査で腫瘍を見るときは、「造影剤が入っていないとき」と「動脈あるいは静脈に造影剤が入っているとき」で、それぞれ腫瘍がどうなっているかを比較し、診断のヒントにするのです。

こうして時間差でチェックすることにより、1回の造影CTで複数の検査ができるということになります。

なお、注入された造影剤は6時間後には約90%(24時間後にほぼ全量)が尿として排泄されます。検査後は、早めに排出されるよう水分を多めにとります。

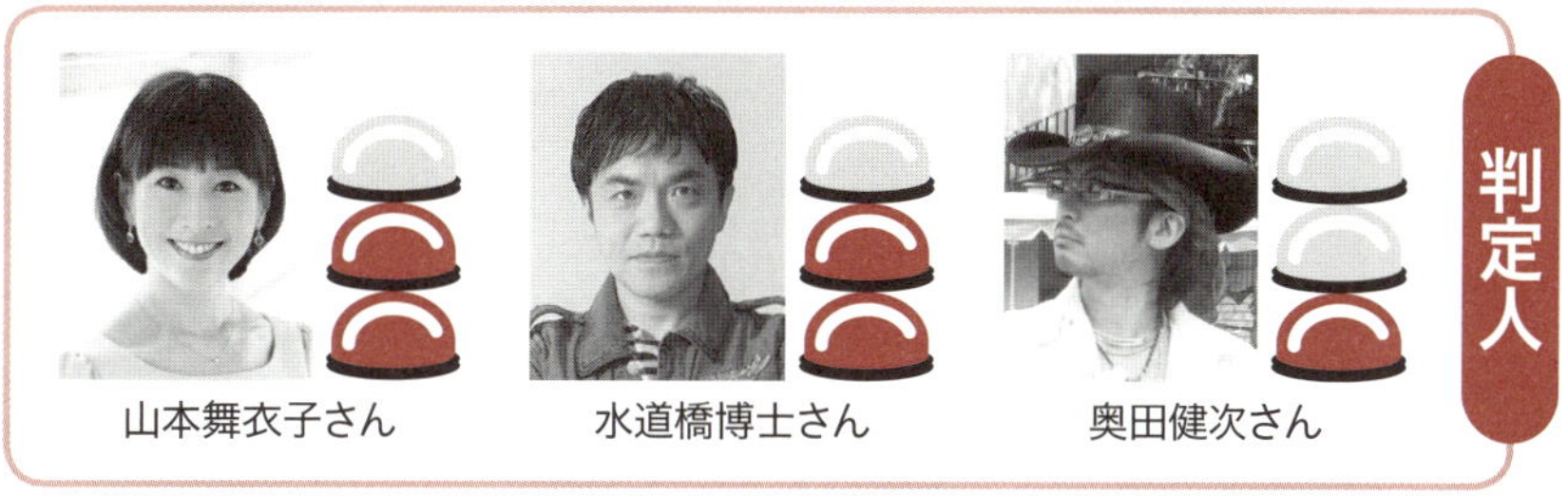

トリビア15

MRI検査による脳梗塞の過剰診断は少なくなった

MRI検査による脳ドックが普及しはじめた頃に、「40歳以上に高率で〝隠れ脳梗塞〟が見つかる」ということが話題になったことがありました。覚えているでしょうか？

そこには、症状のない小さな脳梗塞である「無症候性脳梗塞」「隠れ脳梗塞」が多く含まれていました。これは脳梗塞の前段階であり、放っておくといずれ本格的に発症するリスクが高いものです。これらの小さな脳梗塞が発見されるようになったのは、まさにMRI検査のおかげでした。

ところが、これとは別に、MRI検査で発見される脳梗塞の中に「似ているけれども脳梗塞ではない」というものも含まれていました。実際には問題がない変化なのに、脳ドックで「隠れ脳梗塞が見つかりました」と告げられて、ショックを受ける人も少なくありませんでした。でも、これは現在では過剰診断であったことが明らかになってきました。

MRIでは検査の条件を変えることでいろいろな画像の撮り方ができます。

現在よく用いられるのは、CTのように水分が黒色、脳が灰色に見える「T1強調画像」、これを白黒逆転させた「T2強調画像」、脳梗塞の病巣がよりはっきり見える「フレアー画像」、新しい病巣だけが早い時期からわかる「拡散強調画像」です。

脳梗塞の診断基準が変わった

一般に、新しい脳梗塞はT1強調画像では黒っぽく、T2強調画像などその他の撮り方では白っぽく映ります。

実は、以前はT2強調画像で白く映るものはすべて脳梗塞と診断してしまう傾向がありました。これが過剰診断につながったとも言われています。

現在では、「T2強調画像で白く映り、さらにその部分がT1強調画像で黒く映る3ミリ以上のもの」に限って脳梗塞と診断することになっています。

このように脳ドックの診断基準が改められ、現在ではMRI検査による脳梗塞の過剰診断のリスクは少なくなったのです。

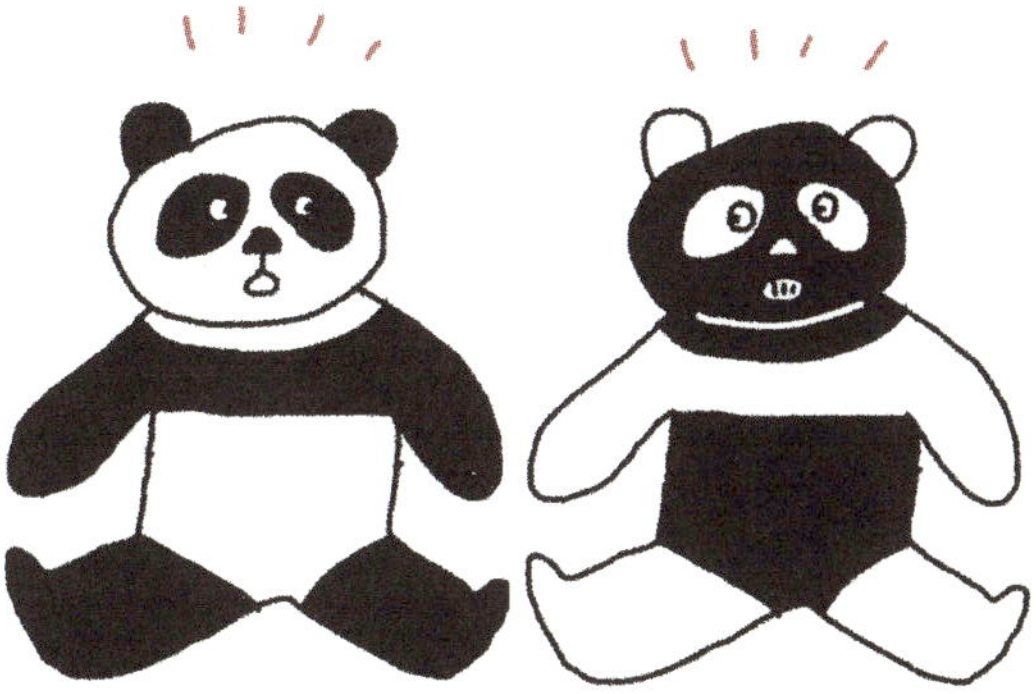

判定人

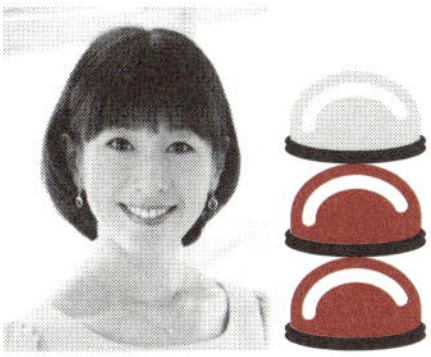
山本舞衣子さん

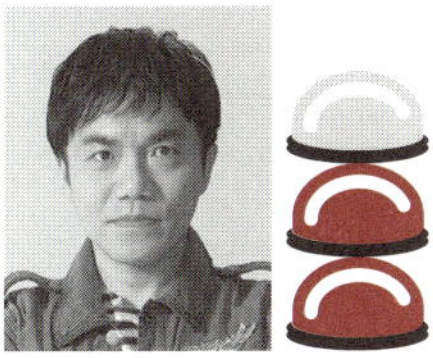
水道橋博士さん

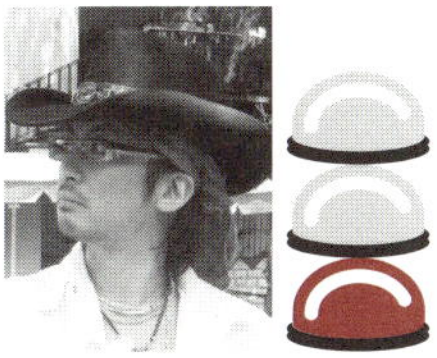
奥田健次さん

トリビア16

CT、MRIの平面画像は3D(立体)に加工できる

CT、MRIの進化・普及に伴って、医療現場から画像を立体的に見たいという要望が高まってきました。もちろん、平面で見るよりも立体的に見たほうがわかりやすいからです。

最近話題の3Dプリンターのように、平面(2D)の画像を何枚も連続して重ねていくと立体(3D)になります。こうした手法により、CT、MRIの3次元画像再構成がスタートしました。

これは、CTの場合、多くの情報量(画像枚数)を高速で得られるマルチディテクターCT(46ページ参照)の普及がその背景にあります。

CT画像の3次元処理は、今やCT装置の付属アプリケーションソフトとして不可欠のものになっています。また、CTとネットワークで結ばれた専用ワークステーションによって、CT装置とは独立して高度な3次元再構成処理を行うことが医療現場では一般化しています。

CT画像を3D化するにはさまざまな画像処理方法が応用されています。その1つが、「MIP(マキシマム・インテンシティ・プロジェクション:最大値投影法)」というものです。

CT画像は断面像なので、血管や腫瘍など厚みをもった組織を観察することはできません。これを補う方法がMIPで、もともとMRIに用いられていた技術です。

MIP表示はいわば画素の串刺し?

ちょっと専門的ですが、その原理を簡単に説明しましょう。

CTの画像はテレビの液晶モニターと同じように、一定の間隔で並んでいる小さな点(ドット、画素)で構成されています。一般の画像ではこの画素をピクセルといいますが、CTではボクセルと呼びます。

MIP表示では、CTでスライスした断層像の中で、それぞれ最も高いCT値(物質のX《エックス》線吸収率)のボクセルだけを垂直方向に串刺しにして画像化したものです。このように、X線の吸収率の高いボクセルだけを選んでつなぎ合わせれば、血管なども自然に立体で描かれることになります。この方法は主に造影CT検査(48ページ参照)に使われます。

説明は省きますが、ほかにも多断面再構成法、表面表示法、ボリュームレンダリング法など、3D画像構成にはさまざまな手法が使われています。

このように、機器やコンピュータの進歩によって、CT、MRIの画像から人体を立体的に表すことができるようになってきました。

ただ、これは私の意見ですが、3D画像は、患者さんへの説明や病変の大まかな全体像の把握、あるいは手術計画を立てる際に用いるべきものだと思います。「確定診断」に使うべきではないと思うのです。3

オリジナルの2次元画像

加工した3次元画像

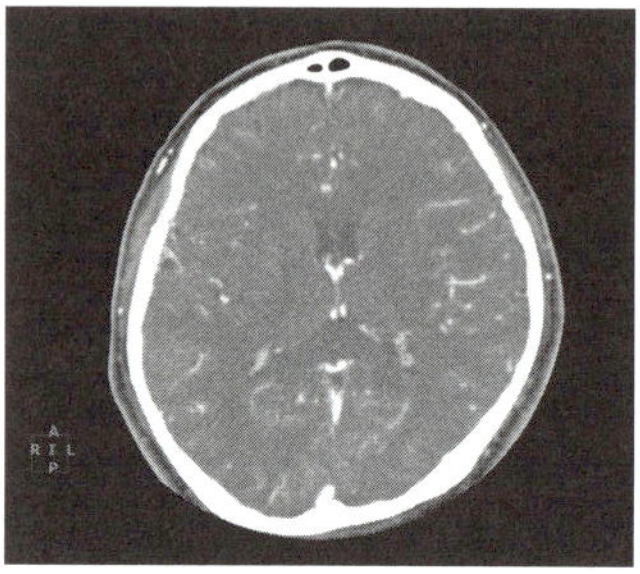

CT-脳

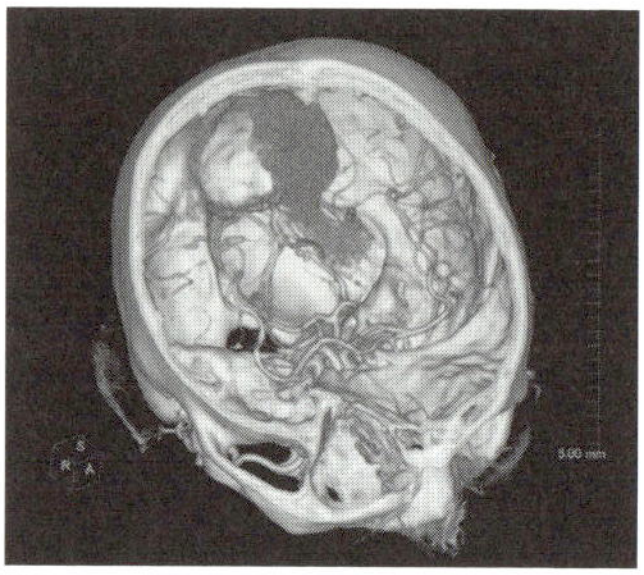

脳

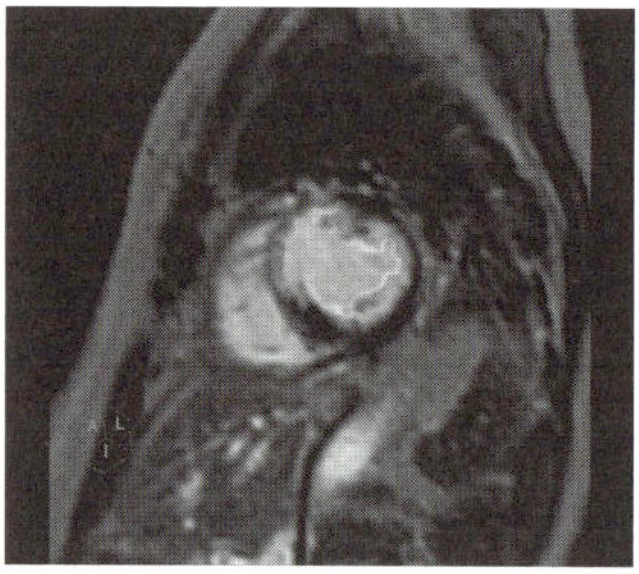

MRI-心臓

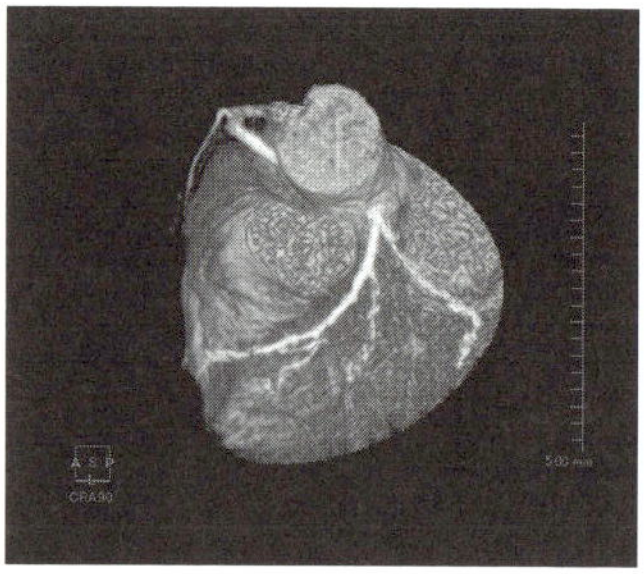

心臓

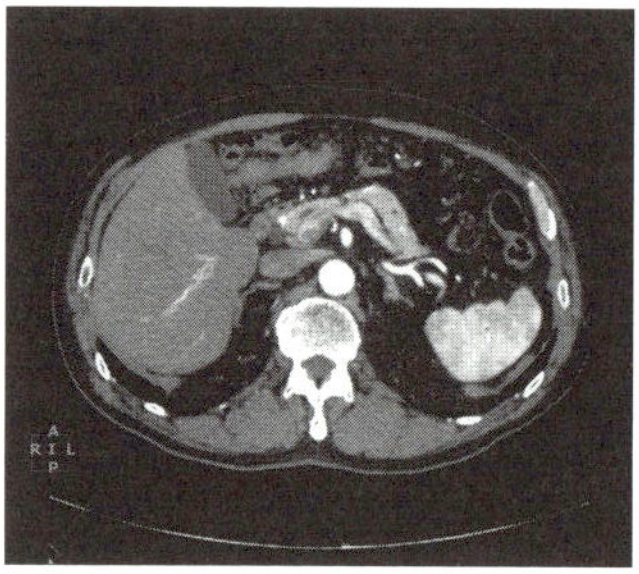

CT-腹部

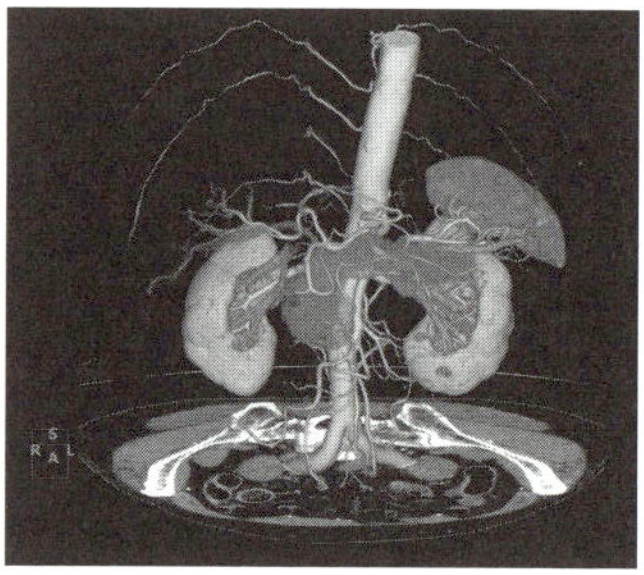

腹部

※同一患者さんの画像ではありません〈画像提供：株式会社AZE〉

D画像を作成する担当者の技量が関係するということもありますし、３D画像はよりリアルに見せるためにカラーになっていることも多いですが、あれは本物の臓器の色ではないからです。すべて解剖図鑑などを参考にした想像の色です。最近は３D画像を見て診断することも増えていますが、診断は必ず元の２次元の画像で行うのが基本です。

右ページに、CT画像、MRI画像それぞれから作成した脳、心臓、腹部の３次元画像を示しておきました。立体だと一目瞭然で、たしかにわかりやすいでしょう？　ちなみにもともとの２次元画像（平面）もご紹介しますので、ご自分の目で比較してみてください。

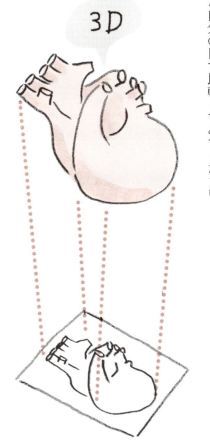

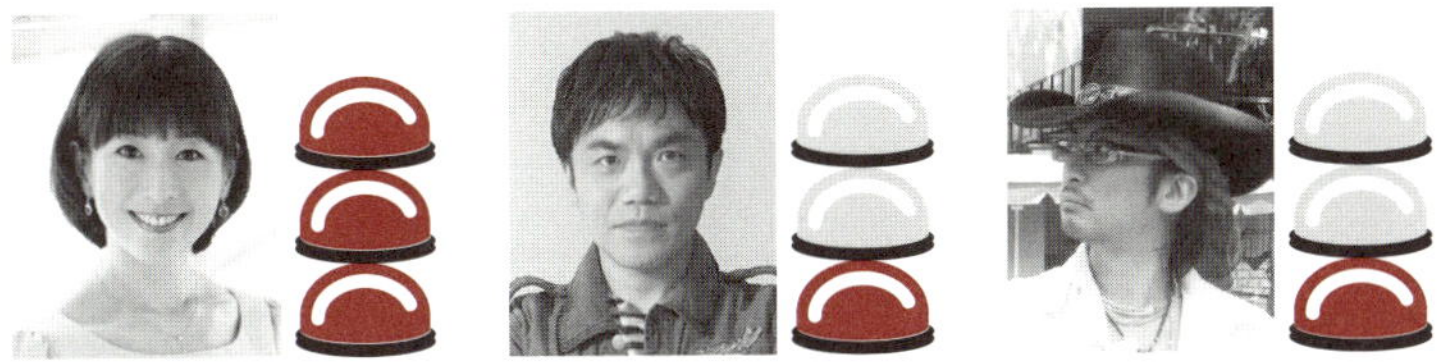

山本舞衣子さん　水道橋博士さん　奥田健次さん

判定人

トリビア17

CT画像から内視鏡でのぞいたような画像も作れる

内視鏡検査は、大腸や胃などの消化管を調べる検査です。先端に小型カメラやレンズを内蔵した細長い管を口あるいは肛門から挿入し、食道や胃、十二指腸、大腸などの内側を直接観察します。ときにはそのまま病巣を切除するなど治療も同時に行えるメリットがあります。

一方で、体内に管が入ることによる異物感や、胃や大腸が空気でふくらむ膨満感などの苦痛を伴うというデメリットもあります。

しかし近年では、大腸や胃に内視鏡を挿入することなく、CT画像をコンピュータ処理することで、まるで内視鏡でのぞいているような3次元画像を得ることができるようになりました。

この「仮想内視鏡」は、開発当時、医療機器業界で話題になりました。消化管だけでなく、血管や気管支の内側の壁も観察することができます。

性能面では従来の内視鏡と同等以上の成績を示しています。何よりも、検査を受ける人の苦痛や抵抗感が低く、検査時間も短くてすむので、がん検診などの受診率アップに貢献すると期待されています。

実際の内視鏡では見られない画像もOK

仮想内視鏡の最大のメリットは、実際の内視鏡では見ることのできない視点や角度からも観察できたり、壁を透かせて観察できることです。病巣部で先が塞がっているような場合も、CT検査で得られたデータを処理することで画像にすることができます。

通常の内視鏡検査では、腸に傷がついて出血したり、死角で病巣を見落としたりするケースもありますが、そういったリスクもほぼ解消されます。

ただし、5ミリ以下の小さな病変の発見は難しい場合もありますし、病巣部の色の変化などは確認できません。また、実際の内視鏡と違ってあくまでもバーチャルなので、がんやポリープなど異常のある組織をその場で取り除いたり、組織を採って調べることも、もちろんできません。

現在、この仮想内視鏡は主に大腸がんのスクリーニング（ふるい分け）検査として利用されています。病変が見つかれば通常の内視鏡での精密検査が必要になります。

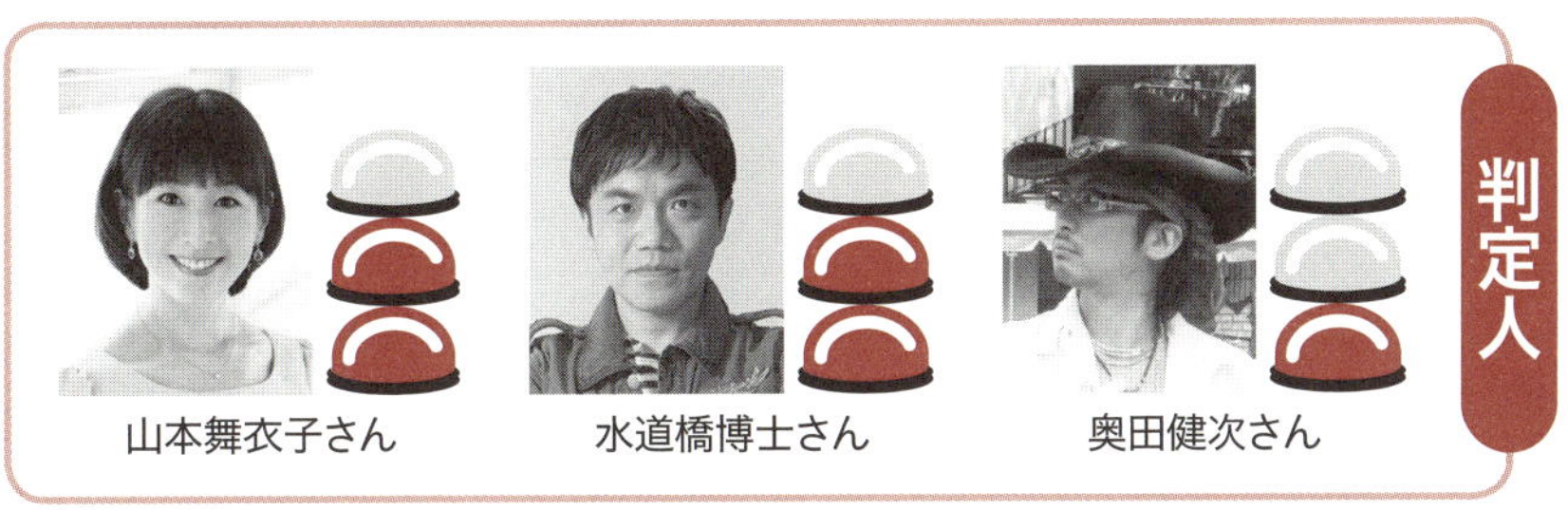

トリビア18

体内外に金属があると、原則MRIを撮れない

病院などでX線《エックス》、CT、MRIなどの検査を受ける際、体につけている貴金属やアクセサリー類を外すように言われますね。

どうしてなのでしょうか？

まず、X線検査の場合は、単純にX線で金属類が写り込んで病変と重なったりして診断の邪魔になるからです。

また、CTの場合も撮影する部位によって金属類を外さなければなりません。その理由は、撮影する部位に金属があると、画質が低下してアーチファクト（障害陰影、偽像）という偽の異常所見が表れる可能性があるからです。金属によるアーチファクトは「金属アーチファクト」といって、金属が入っている周囲が正常に描かれず、データが黒く欠損してしまうこともあります。

頭部の検査ではヘアピン、腹部の検査ではベルトはもちろん、ズボンのファスナーなども画像に影響します。ただし、取り外せない体内金属はそのままでやむを得ません。

また、心臓ペースメーカー（71ページ参照）やICD（植え込み型除細動器）が埋め込まれている場合、その種類によってはCTなどX線を照射すると不具合を生じる可能性がありますから、検査の前に必ず申し出てください。

チタンなど非磁性体なら大丈夫

金属の影響が最も問題になるのがMRI検査です。

MRIは高周波の磁場を使います。磁性体（磁石にくっつく性質のもの）、つまり鉄などの磁性の強い金属はこの磁場に影響を与え、MRIの画像にノイズが入ってしまいます。すると、病変があっても正確に描き出すことができません。

次に該当する方は、基本的にMRI検査を受けられないことになっています。

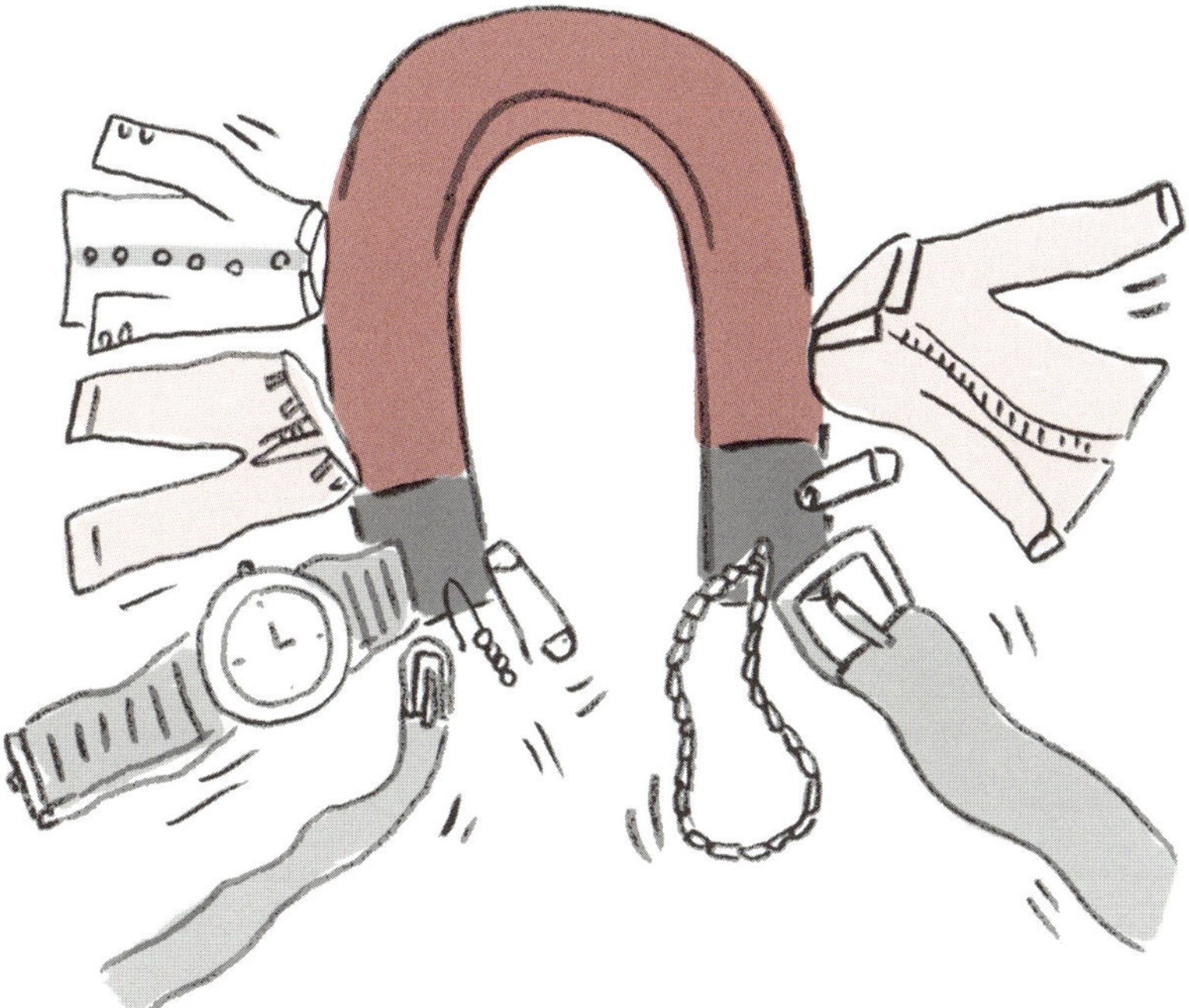

①心臓ペースメーカーが埋め込まれている人（ＩＣＤはＭＲＩ対応型なら可能）
②金属製の心臓人工弁の移植手術を受けた人
③人工内耳や神経刺激装置を使用している人
④磁力によって装着する義眼や磁力部分が着脱不能な義歯を入れている人

このほかにも、脳動脈瘤手術による金属クリップやコイル、人工関節、心臓の血管を広げるステント、骨折治療のための金属プレートなど、体内に金属のある人は金属の材質を確認する必要があります。チタンなど非磁性体のものであれば検査できます。

なお、ＭＲＩが開発されてから、医療材料は非磁性体のものが増えてきました。脳動脈瘤のクリッピング手術で使うクリップや心臓手術で用いるステントなども金属からセラミックに変わってきました。

口腔内に使用する金・銀・パラジウム合金などは歯に使用する程度の量なら問題ありません。

また、刺青《いれずみ》をしている人の場合、磁性体の刺青は熱くなって火傷の恐れがあります。これはアイラインや眉などのアートメイクを施している場合も同様です。

判定人

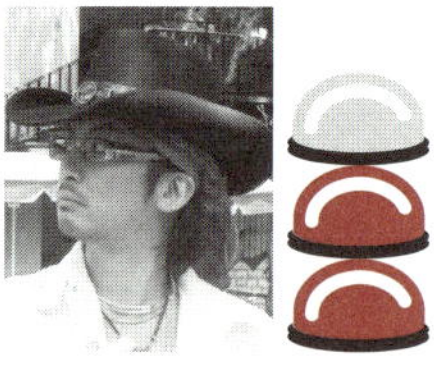
奥田健次さん

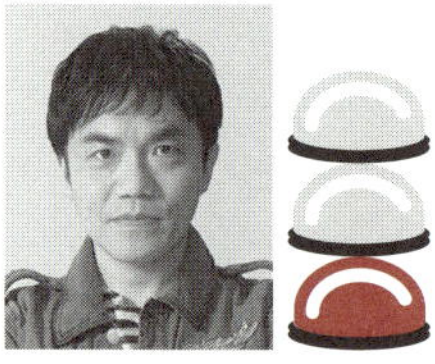
水道橋博士さん

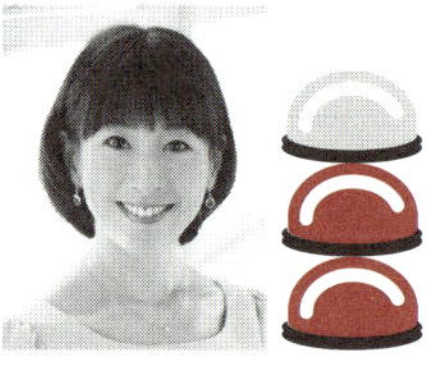
山本舞衣子さん

CT、MRI

トリビア19

日本のCT保有台数は世界1位である

日本は世界の中で、画像診断機器がとても普及している国であることを知っていますか？

まず、「CT」の保有台数（2012〈平成24〉年）を見てみましょう。

日本は第1位で1万2943台、2位がアメリカ（1万2740台）、3位ブラジル（3057台）、4位イタリア（1981台）、5位韓国（1854台）、以下ドイツ、ロシア、オーストラリア、トルコ、フランスと続きます。

次に、「MRI」の保有台数（同年）です。

第1位がアメリカで1万815台、2位が日本で5990台、3位イタリア（1463台）、4位ブラジル（1347台）、5位韓国（1173台）、以下ドイツ、トルコ、スペイン、ロシア、フランスと続きます。

これを人口100万人当たりの保有率にすると、CTもMRIも日本はダントツの1位になります。

以下、経済協力開発機構（OECD）が毎年発表している「OECDヘルスデータ2014」から紹介します。

２０１１年時点の人口１００万人当たり設置数は、ＯＥＣＤ平均（30か国）でＣＴが24台、ＭＲＩが13台に対して、日本はＣＴが１０１台、ＭＲＩが47台と際立っています。

ＯＥＣＤ平均と比べると、日本はＣＴが約４・２倍、ＭＲＩは約３・６倍です。また、ＣＴでは次に多い

保有台数トップ3

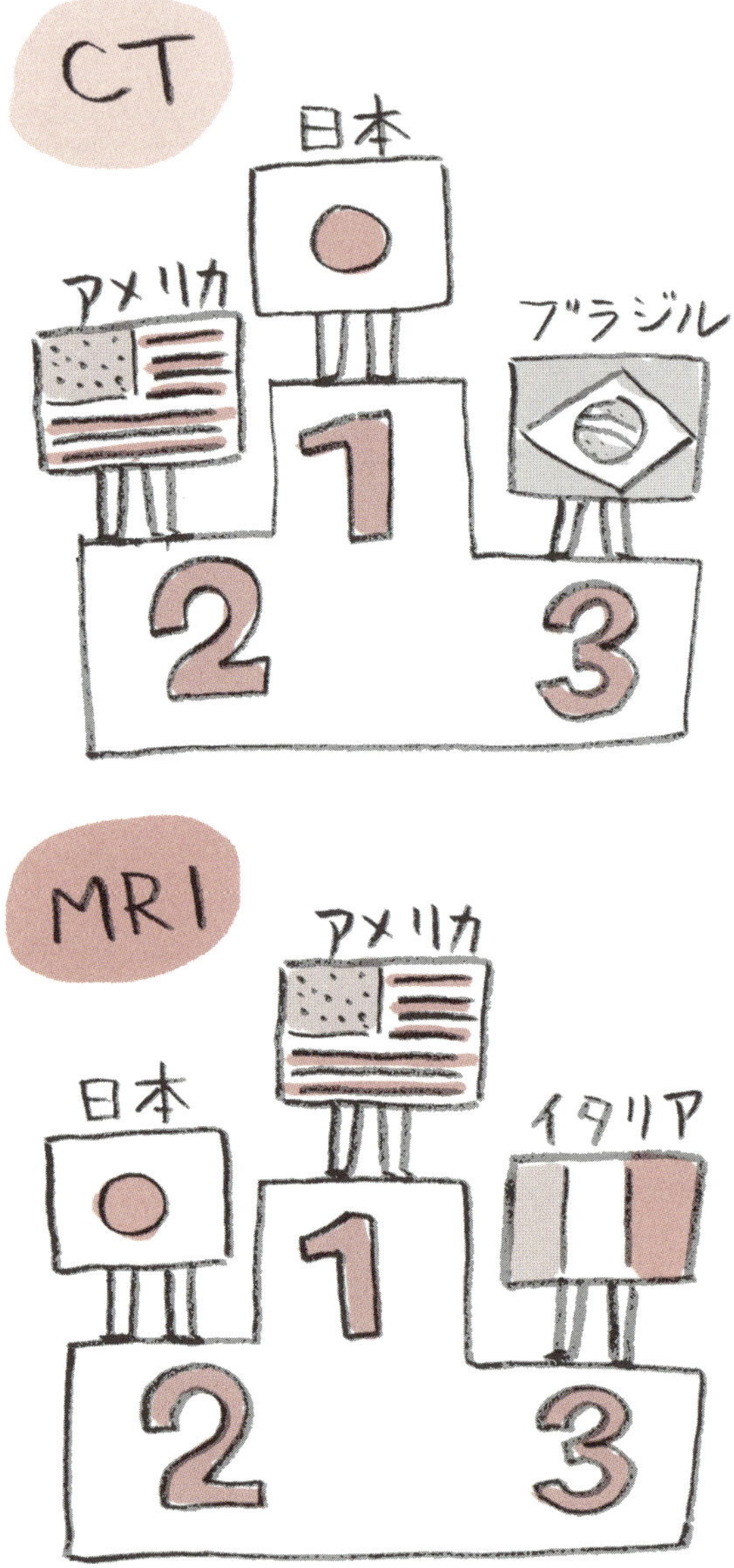

オーストラリアの2倍以上、MRIも次に多いアメリカより10台以上多くなっています。

普及率の高さ＝がん生存率の高さ

このように、日本は画像診断機器の設置率が最も高く、先端機器による検査環境は世界一整っていると言えます。その理由はなぜでしょうか？

一つの理由として、日本では人間ドックでCTやMRIを使う検査が定着しており、病気の精密検査で保険が適用されるために導入が進んでいると考えられます。また、日本は機器の導入について国による規制がないので、病院間の競争やメーカー間の販売競争が機器の普及を後押ししているとも考えられます。

日本は他のOECD加盟国と比べてがん生存率が高く、死亡率が低くなっています。2011年のがん死亡率のデータでは、人口10万人当たりのがん死亡は、OECDが211人であるのに対して、日本は184人です。

OECDは、日本人のがん生存率の高さの一つの要因が、このCT、MRIの高い普及率にあると分析しています。その意味では、私たちが日本に住んでいるのは幸せなことですね。

判定人

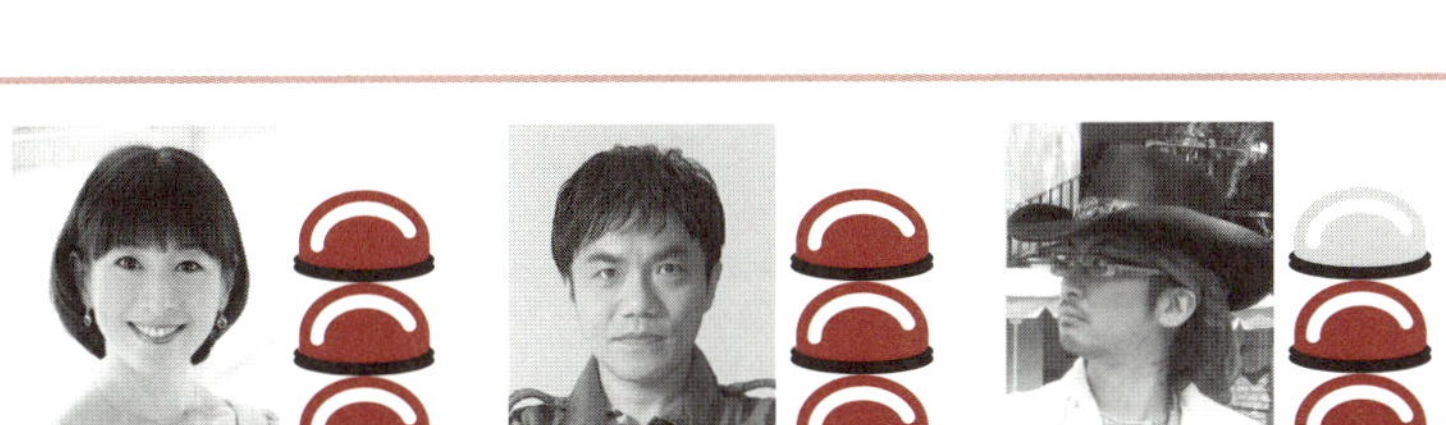

山本舞衣子さん　水道橋博士さん　奥田健次さん

トリビア20

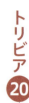

見つけにくい膵臓がんもCT検査で発見できることがある

見つけにくいがんの代表が膵臓《すいぞう》がんです。日本の膵臓がんは近年増えている傾向があり、毎年2万人以上の人が膵臓がんで亡くなっています。膵臓がんによる死亡者数はこの30年で8倍以上に増加しました。新たに膵臓がんにかかる人の数は、毎年ほぼ死亡者数と同じ程度です。早期の段階では自覚症状がほぼないため、なかなか発見することができず、膵臓にがんが見つかったときにはすでに進行した状態だからです。

膵臓は胃の裏側にあって見えにくい

発見しにくい理由の一つは、膵臓が胃の裏側の見えにくいところにある臓器だからです。胃がんや大腸がんのように内視鏡などで腫瘍そのものを見ることができません。

80年代にはほぼ9割の人が末期で見つかっていました。しかし最近、CTなど画像診断の進歩によって早期発見される人が少しずつ増えてきています。

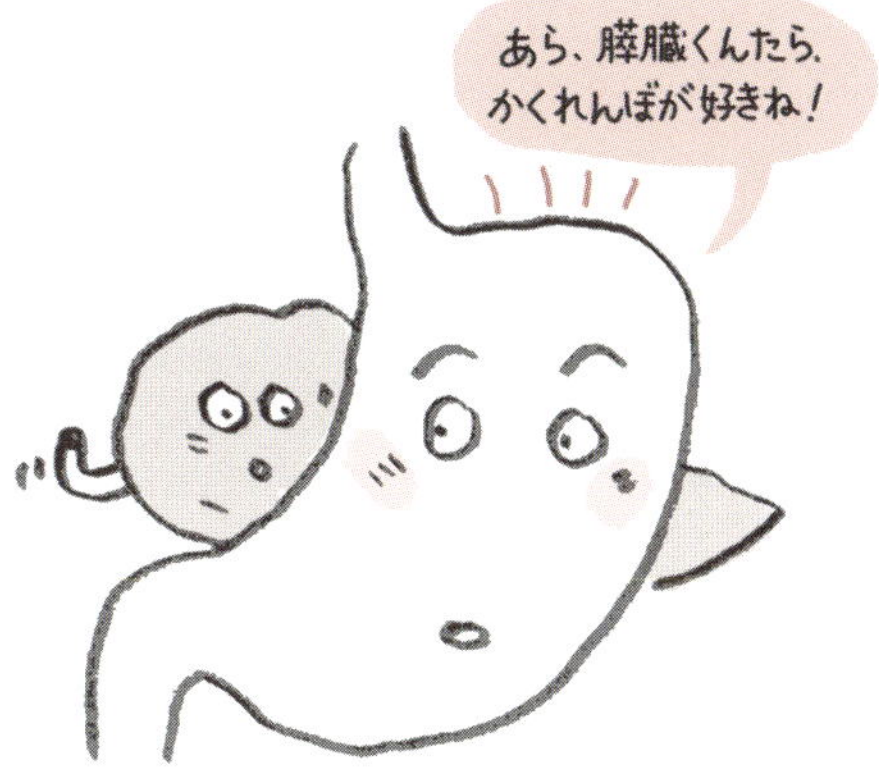

これまで膵臓の画像化は難しいとされてきました。以前のCTでは10ミリ（1センチ）間隔での撮影だったので、小さな膵臓がんは見えませんでした。しかし、90年代後半になってマルチディテクターCT（46ページ参照）が開発され、膵臓がんの診断能力は飛躍的に向上しました。

マルチディテクターCTは1ミリ間隔で腹部全体を撮影することができ、数ミリの小さな膵臓がんも描き出すことができます。また、コンピュータ処理によってがんの3次元的な広がりや血管の走行なども立体的に見ることができるようになりました。

MRI検査やPET検査でも膵臓がんが発見されることはありますが、膵臓の形状を観察できるCTが早期発見に最も適した検査です。

最近は、健診や別の目的で行ったCT検査で、症状のない膵臓がんがたまたま発見されるというケースも増えてきています。

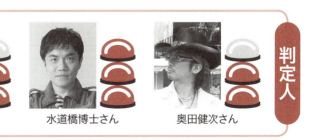

判定人

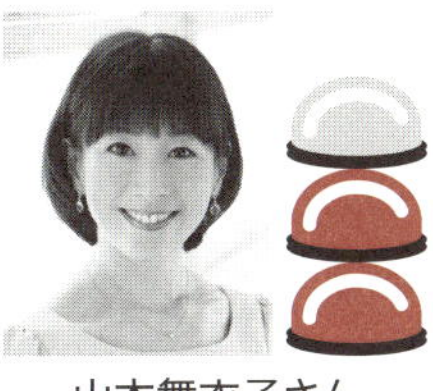
山本舞衣子さん

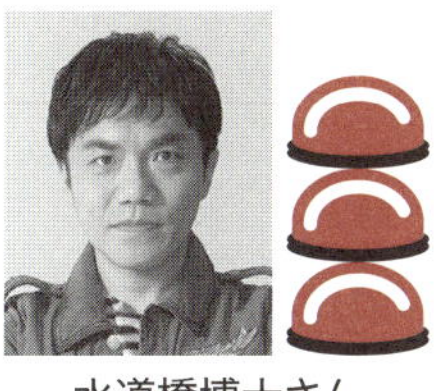
水道橋博士さん

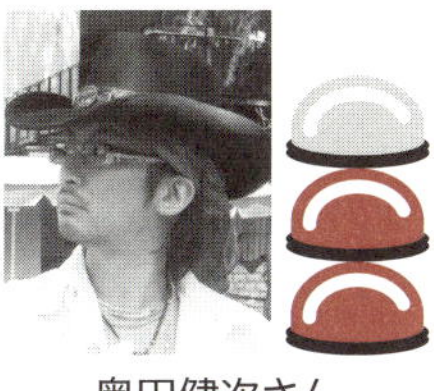
奥田健次さん

トリビア21

MRI検査は高磁場の機種ほど検査時間が短い

CTやMRIなどの画像診断システムは、そのシステムや機種によって、たとえば心臓領域、頭部領域、腹部領域など部位ごとの画像や機能が異なる場合があります。

わかりやすく言うと、メーカーや機種によって得意とする臓器などの領域が少しずつ違うのです。たとえばMRIの場合、いずれも海外メーカーですが、心臓領域ならフィリップス、頭部ならGEがトップブランドであり、最近ではシーメンスがオールマイティだと一般にいわれています。

MRIの場合、心臓や頭部など各部位で磁場が必ずしも均一にかかるわけではないので、どうしても得意・不得意が出てくるようです。

しかし一般的には、磁場の強さがそのまま性能に反映されます。

現在使われているMRIは0・5〜7テスラ（磁力の大きさを表す国際単位）ですが、一般的なのは1・5テスラか3テスラです。3テスラMRIは1・5テスラMRIに比べて画像情報が多く、診断能力が高くなります。たとえば、MRIで心臓を見る場合は1・5テスラ以上が必要になります。

磁気の強さが2倍になると感度は4倍になります。また、磁場強度の高い機種ほど検査時間は短くなるというメリットがあります。

なお、CTでは前述したように、検出器の数（列）が性能を表します（46ページ参照）。

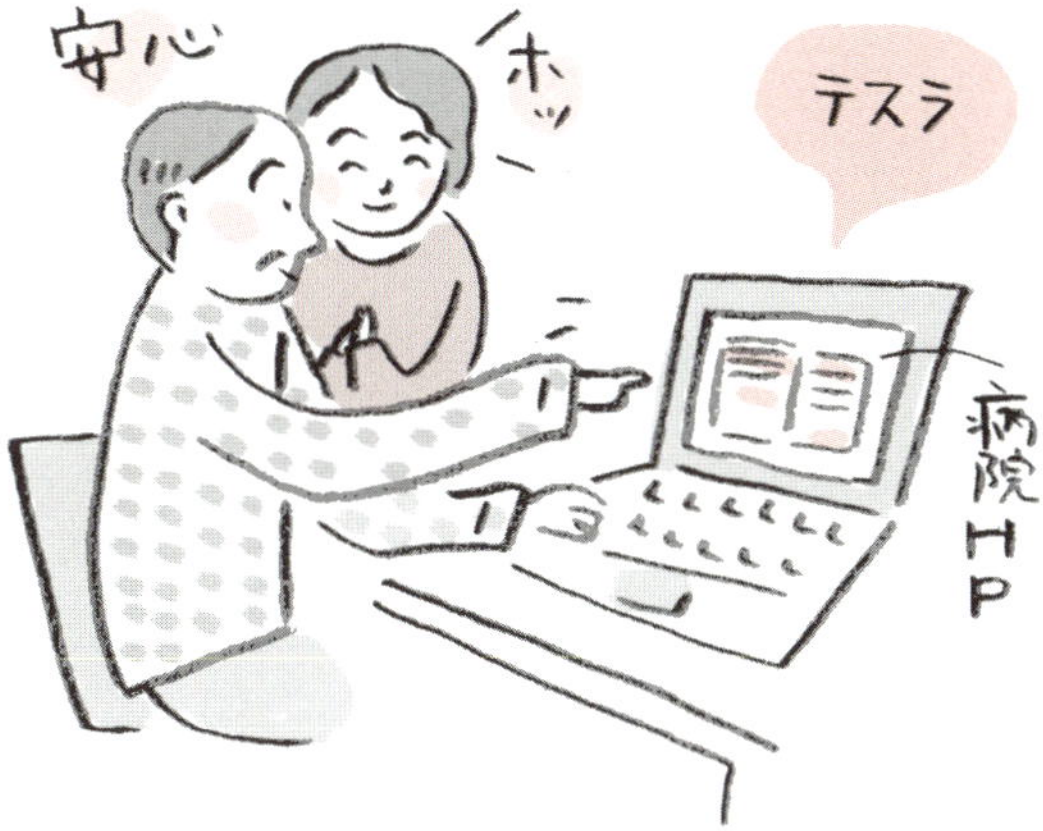

病院のHPには所有機器情報が

医用画像診断機器の購入にあたって、どういったメーカーのどの機種を選択するかについては、それぞれの医療機関の特色、予算、目的などに応じて、医師や診療放射線技師その他の関係部署で決定します。

その病院が何テスラのMRI、何列のCTを導入しているかはホームページに掲載していることが多いので参考にしてください。

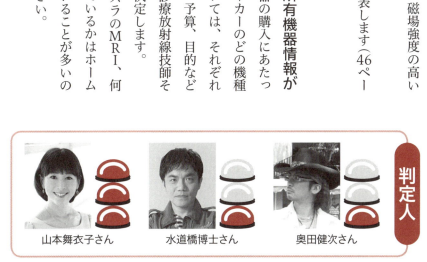

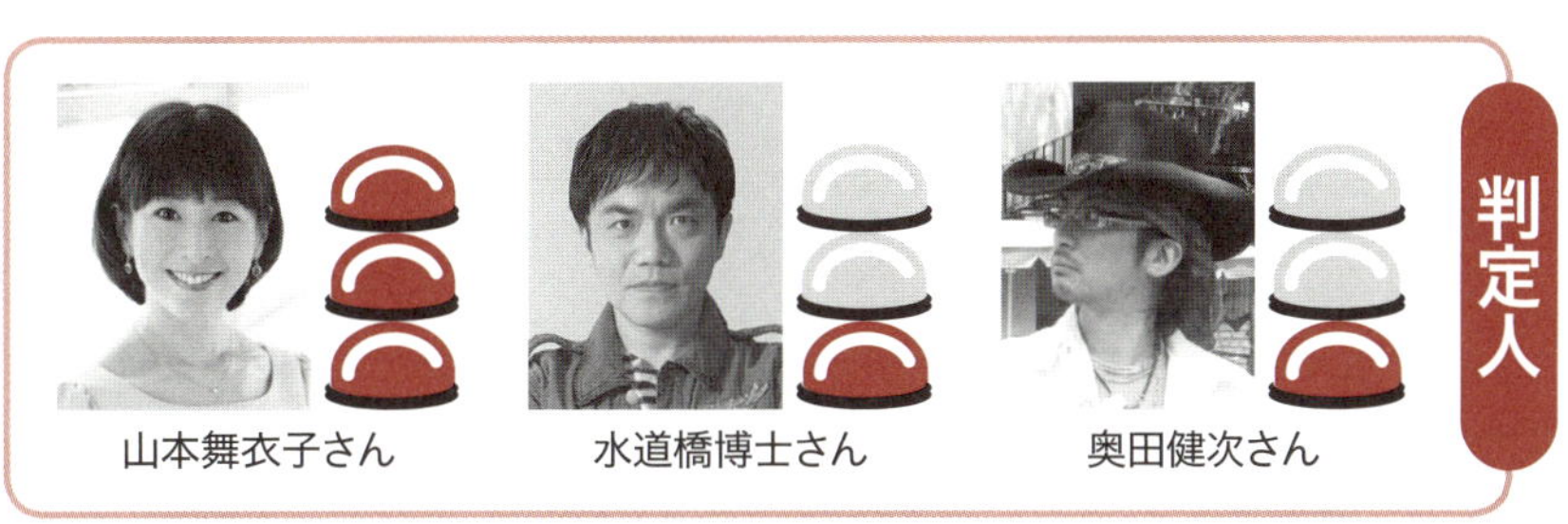

トリビア22

心臓・肝臓・大腸の3D画像にのみ保険がきく（一部条件あり）

CT、MRIから3D画像を作成するアプリケーションは多くの病院で普及していますが、従来はこうした3D画像に健康保険は適用されていませんでした。

しかし、2010（平成22）年に3D画像処理としては初めて、冠動脈CT解析が診療報酬の対象になりました。

64列以上のマルチディテクター型のCT装置で冠動脈のCT撮影を行い、これを3次元画像解析した場合、冠動脈CT解析加算として600点の保険点数を算定できることになったのです。なお、診療報酬は1点につき10円で計算されます。

さらに、2012年の診療報酬改定では、大腸CTC（CTコロノグラフィ）解析加算（600点）が新設されました。

大腸に二酸化炭素を注入して、16列以上のCT装置で大腸CTを撮影し、専用ワークステーションで3次元画像処理を行い、内視鏡検査を行ったような大腸の画像を作成して観察・診断する検査について、新たに診療報酬の評価対象となりました。

肝臓専門医が常駐しているなら…

また、手術計画に使用する場合に限って、肝臓CT解析も新たに保険適用になりました。

肝がんや肝内胆管がんなどの際に、手術前のCT画像データをもとに、肝臓の動脈、門脈、静脈の血管を描き出して3次元画像表示を行い、十分な肝臓の機能を残すことができる手術方法を計画した場合に、肝切除手術における画像支援ナビゲーションとして2000点の保険点数が付きました。ただし、施設基準として肝臓専門医が常駐している必要があります。

保険適用されるということは、病院にとっては導入するメリットが高くなりますし、言うまでもないことですが、患者さんにとっては自己負担費用が低くなるということです。

ただ不思議なことに、3D画像を最も多く利用している頭部（脳血管）CT画像解析についてはまだ保険適用が実現していません。適用されれば恩恵を受けられる患者さんが多いということですから、早く適用されることを期待したいですね。

判定人

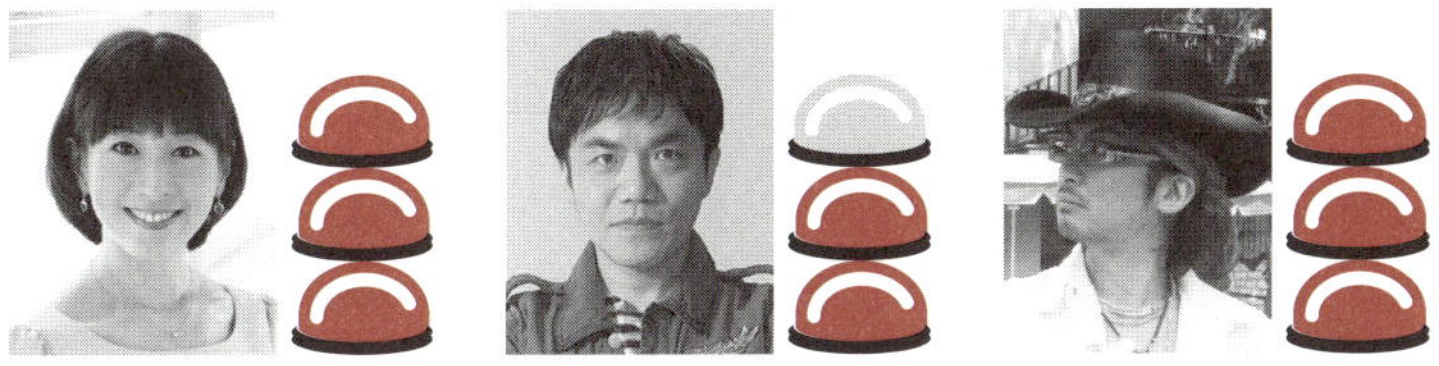

奥田健次さん　水道橋博士さん　山本舞衣子さん

トリビア 23

CT、MRIの大手国内メーカーは2社しかない

意外に思われるかもしれませんが、CTとMRIの開発・製造・販売を行っている医用画像機器の大手国内メーカーはわずか2社しかありません。東芝メディカルシステムズと日立メディコです。この2社は世界的にも有名なトップメーカーです。

海外メーカーとしては、GE、シーメンス、フィリップスの大手3社があります。

日本の医療機関にCT、MRIを導入しているのはほぼこの5社と言っていいでしょう。最近は、韓国や中国のメーカーも進出してきています。

日本におけるシェアを見ると(2013〈平成25〉年12月末現在)、CT(マルチスライスCT)では東芝メディカルシステムズがトップ、次いでGE、日立メディコ、シーメンス、フィリップスと続きます。すべて合わせて日本では同年同月現在、マルチスライスCTは1万969台が稼働しています。このうち最も多く稼働しているのは16列(46ページ参照)で、39%を占めており、64列以上のハイスペック機は24%となっています。

MRIでは日立メディコがトップ、次いでGE、フィリップス、シーメンス、東芝メディカルシステムズの順になっています。日本全体でMRIは6516台が稼働しています（61ページと台数が異なるのは調査時期の差）。

輸入に頼る放射線治療装置

一方で、放射線治療装置については現在、アメリカやヨーロッパのものが主流で、日本で使用しているものもほとんどは輸入に頼っています。海外からの輸入に頼っているという点では、「ダ・ヴィンチ」などの手術支援ロボットについても同じです。

輸入に関連してトリビアをもう一つ。

心臓の脈拍を監視して正常な拍動になるよう助ける心臓ペースメーカーという精密医療機器がありますね。この装置を体内に装着している患者さんは全国に数十万人いますが、このペースメーカーも、純国産品はありません。すべて輸入しています。

高いモノづくりの技術をもっている日本なのですから、開発されてしかるべきだと思うのですが、なんとも不思議な話です。

判定人

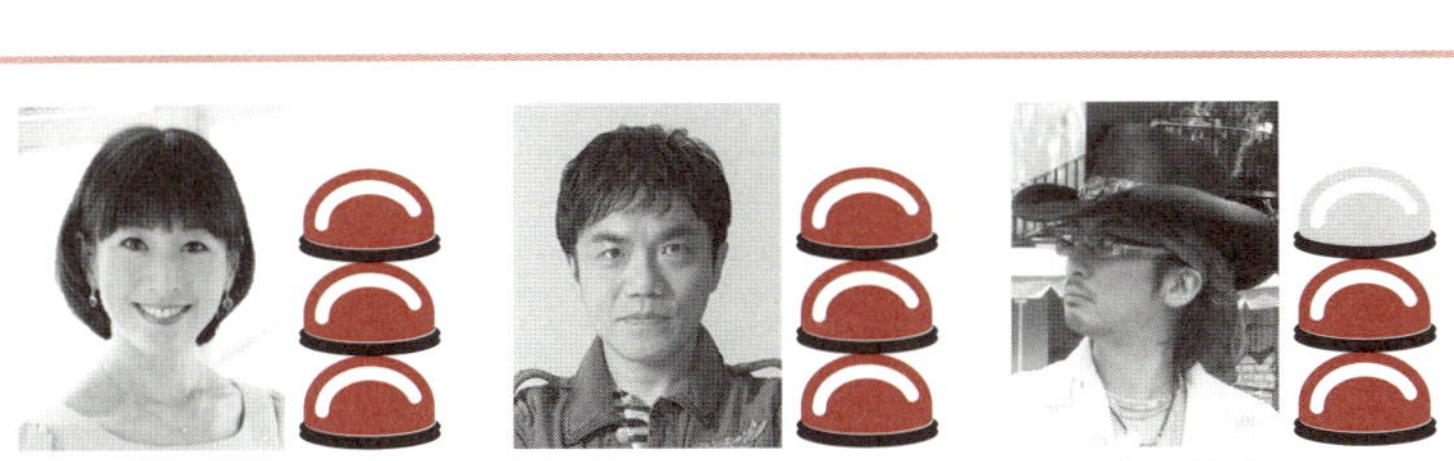

山本舞衣子さん　水道橋博士さん　奥田健次さん

トリビア24

MRI検査で腰痛が和らいだと言った人がいる

長年の腰痛があって病院に行ったところ、医師に「では、検査してみましょう」と言われてMRIを撮った患者さんがいました。しかし、MRIを撮影しても腰が痛い原因は診断できませんでした。

実際に、腰痛の患者さんにMRIやCTで検査しても約20～25％しか異常が発見されません。MRIには神経の圧迫や筋肉の緊張などは映りませんし、MRI上で異常があったとしても、それが患者さんの訴える痛みの部位と一致しないということはよくあります。

その患者さんは失望して帰宅しました。ところが、翌日目覚めると、長年悩まされていた腰痛がずいぶん和らいでいたのです。

再び病院を受診すると、医師は首をかしげながらこう言いました。

「不思議ですね。考えられるのは、MRIによる磁気が腰痛に良い影響を与えたことでしょうか……」

きわめて稀な話ではありますが、MRI検査を受けた後に腰痛が和らいだという患者さんがいるようです。しかし、因果関係は不明です。

磁石のおかげか、はたまた血流改善のおかげか

MRIは磁気を利用して体の内部を映し出す検査です。考えてみると、磁気腰椎ベルトなど磁石を利用した磁気ベルトで腰痛が和らぐことがありますし、肩こりや腰痛などの患部に貼る磁石入り絆創膏も有名ですね。

ただし、2004年のアメリカの医学専門誌「アメリカ苦痛管理ジャーナル」で、磁石による医学的効果は認められないことが発表されています。磁石の効用に関する論争は決着していません。

前述したように、磁力の大きさを表す国際単位がテスラ。磁石入り絆創膏は100~200ミリテスラですから、たしかに、この程度の磁力で生理作用の変化が起こるかどうかは疑問です。しかし、MRI検査には現在、1・5や3テスラといった超強磁場が使われます。それだけの磁力であれば「痛みに全く効果がない」とは必ずしも言い切れないかもしれません。

また、磁石入り絆創膏の痛み改善効果には、磁石の直接の作用ではなく、磁気によって血流が改善し、体温が上昇したことが関係しているのではないかとの声もあります。

MRI検査を行っているときに、体の温度が局所的に上昇することはよくあります。そうした温度上昇が腰痛に好影響を与えたのかもしれませんね。

判定人

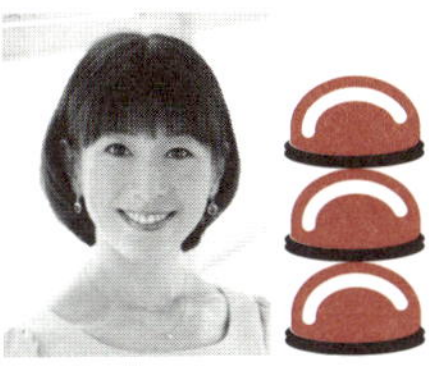
山本舞衣子さん

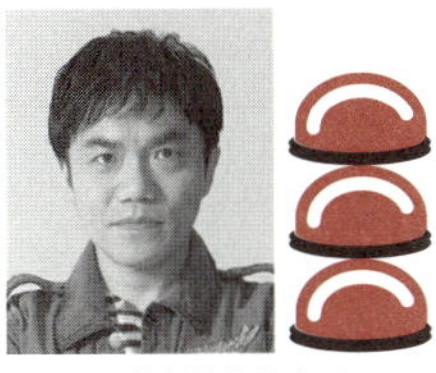
水道橋博士さん

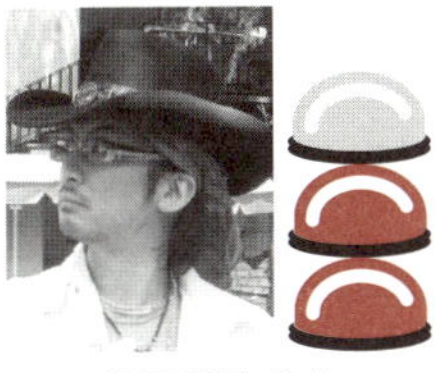
奥田健次さん

トリビア25

PET検査では全身のがんを一度に調べることができる

PET検査（陽電子放出断層撮影）は、がんを検査する方法の一つとして注目されています。これは核医学検査と呼ばれる検査の一種で、X《エックス》線検査やCT検査と同じように放射線を用いた検査です。

X線検査やCT検査は、外部からX線を当てて、体を通過した情報から画像を作ります。これに対して、核医学検査は、放射性薬剤を注射して体内に取り込ませ、体から放出される放射線を特殊なカメラで撮影して画像化します。核医学検査には、PET検査と、シンチグラフィと呼ばれる検査があります。

PET検査では、がん細胞に集まりやすい性質をもつ検査薬剤を用いて、断層撮影を行います。主に用いられるのは、ブドウ糖に反応してわずかな放射能を出すFDG（正確には18F－FDG）という薬です。

がん細胞の活動のエネルギーの元はブドウ糖で、がん細胞は正常細胞の何倍もの量のブドウ糖を取り込みます。このFDGという成分も、がんの病巣に集まる特徴があり、そこからは放射線がたくさん放出されるので、それをキャッチすることでがんを見つけることができます。この検査をとくに「FDG－PET検査」といいます。

通常、がんはある程度の大きさになったり、自覚症状が出たりしないと見つかりにくい病気です。PET検査では検査薬を人体に投与し、全身の細胞の中のがん細胞だけにはっきりとした目印をつけることで、小さながんの発見もできると期待されています。

PET検査でも見つけにくいがんはある

一般に、がんが1センチくらいになればPET検査で発見できるといわれています。ただし、早期の胃がん、前立腺がん、腎臓がん、膀胱がん、肺がんなどはPETが苦手とするがんです。また、糖尿病の患者さんなど血糖値が高い場合（150㎎／dℓ以上）は検査の精度が落ちるので、PET検査をできないこともあります。

PET検査のメリットは、調べたい部位を絞って検査するCTなどの画像検査と違い、全身を一度に調べることができることです。CT検査はがんの「形状」などで異常を見つけますが、PET検査ではブドウ糖代謝などの「機能」から異常を発見するものだからです。

最近はPETとCTを組み合わせた「PET－CT検査」も普及してきています。

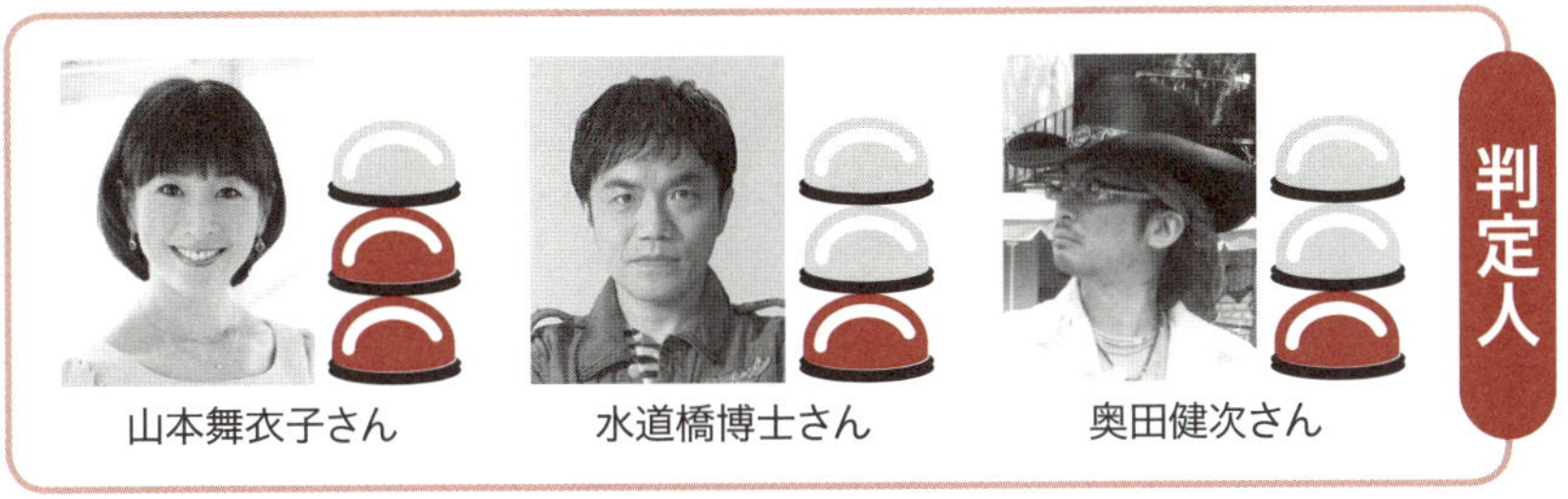

トリビア26 MRA検査なら造影剤を使わなくても血管が見える

血管を描き出すための検査には「血管造影検査（アンギオグラフィー）」や「造影CT検査」が、従来からあります。

また近年、血管造影法はさらに進歩し、コンピュータ処理で血管だけを画像化するDSA（デジタル・サブトラクション血管造影法）という方法も登場しました。造影剤を注入する前と後の画像を撮って、造影剤を入れた画像から元画像を引き算することで血管だけがくっきりと浮かび上がった画像を得ることができます。

でも、これらの検査はいずれも造影剤を使わなければなりません。造影剤には、稀に合併症のリスクもあります。

流れている血液を画像化できる

しかし、造影剤を使わずに血管を描き出せる検査法があるのです。それがMRA検査（磁気共鳴血管造影）

というMRI検査の中の1つの方法です。

磁石の力を使って脳を調べ、血管だけを映し出すことができます。MRAはMRIの中でもとくに、流れている血液を最も見やすくして画像化できる方法です。MRIと同じ装置を使うので、MRIに続けて検査することもできます。

MRA検査ではかなり細い血管でもはっきりと見えます。頭の血管を見る必要がある場合はこの方法が主流になっています。

MRIが脳出血、脳梗塞、脳腫瘍などの検出が得意であるのに対して、MRAでは主に、くも膜下出血の原因になる動脈瘤や血管の奇形などの脳血管障害があるかどうかがわかります。

造影剤を使わずに血管が見えるということで、最近、脳ドックでもMRA検査がよく行われるようになりました。

ただし、必要に応じて造影剤を使って、より詳細に検査をすることもあります。

判定人

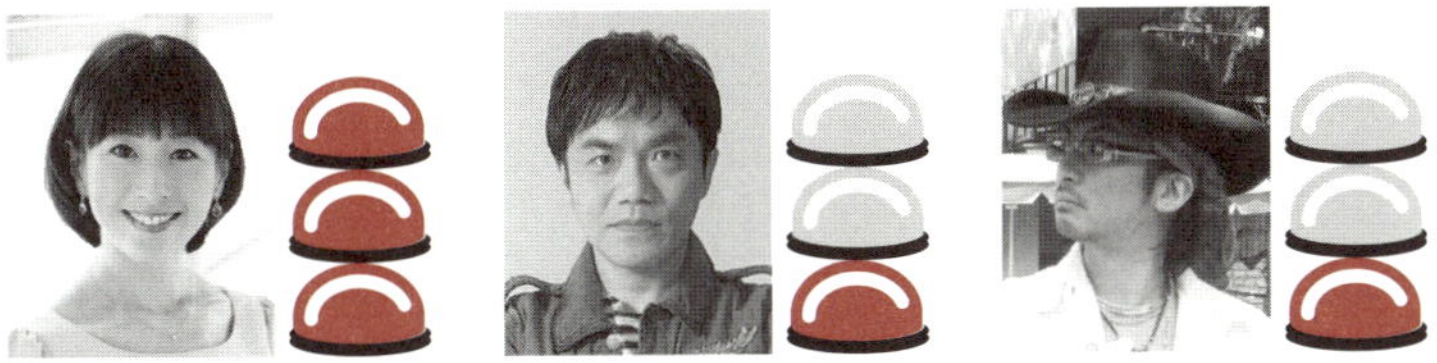

山本舞衣子さん　水道橋博士さん　奥田健次さん

トリビア27

人にX線を照射できるのは医師・歯科医師と診療放射線技師だけ

X《エックス》線検査は医療従事者の誰もができるわけではありません。法律で許可されているのは医師と歯科医師、診療放射線技師だけです。

歯科医師も肺までのX線撮影を必要とすることはあります。これは、たとえば口腔がんの経過観察で、肺転移の可能性をチェックする必要があるからです。獣医師は動物に対してのみX線撮影が認められています。

診療放射線技師は、医師、歯科医師の指示のもとに、診断や治療のために人体に放射線照射を行う専門職（国家資格）で、診療放射線技師法の規制を受けます。病院のX線検査室、放射線治療室に行くと、機械を操作したり、「息を止めてください」と指示したりする白衣の先生がいますよね。それが診療放射線技師です。診療放射線技師は現在では放射線照射だけではなく、MRI検査、超音波検査、眼底写真撮影、核医学診断検査（PETなど）も業務に加えられています。

なお、2014年の第186通常国会で診療放射線技師法の改正が行われ（2015年4月1日施行）、検診車（レントゲン車）など病院・診療所以外の場所で健康診断として胸部X線撮影のみを行う場合に限っては、医師の立ち会いがなくても、診療放射線技師がいれば検査をできることになりました。最近ではCT検査もそうですが、X線検査を医師自らが実施することは大きな病院ではほとんどありません。医療における放射線の利用はもともと医師によって行われていましたが、放射線診療技術の高度化に伴って、現在ではその専門知識や技術を身につけた専門職である診療放射線技師が担うようになっています。

法律が拡大解釈されている

ここで、「あれ？」と思った人もいるのでは？　小さなクリニックや歯科医院でX線検査をするときに、看護師さんなどが機械を操作する場面に遭遇したことがあると思います。医師でも診療放射線技師でもないのにX線を撮影していいのでしょうか？　これは厳密に言うとNGなのです。でも、医師が病院内にいて具体的な指示ができているからOKという「拡大解釈」が通用しているのです。これはCTについても同様です。小さな医院では診療放射線技師を雇う余裕がないことなどさまざまな事情があって、厚生労働省もグレーゾーンを暗黙で認めているというのが実情です。

判定人

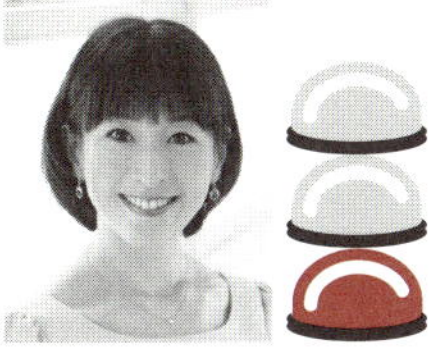
山本舞衣子さん

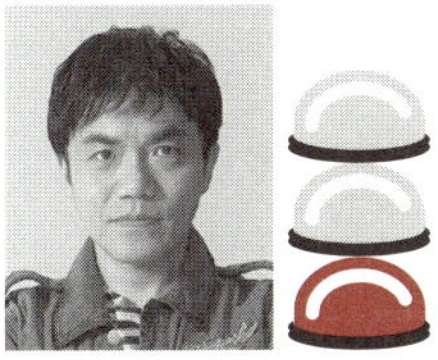
水道橋博士さん

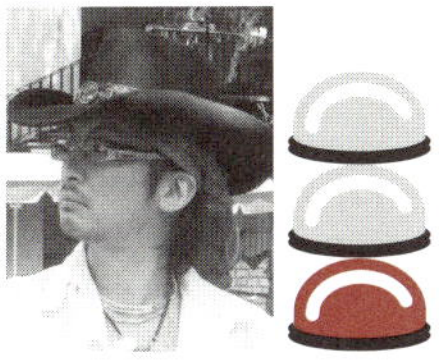
奥田健次さん

トリビア28

医療機関だけでなく医療機器メーカーで働く診療放射線技師もいる

病院へ行くと、「放射線科」とか「放射線部（中央放射線部）」といった表示を見かけると思います。その違いは何でしょうか？　多くの場合、「放射線科」は放射線科医が属している診療科であり、「放射線部」は診療放射線技師が属している部になっています。

一般に、放射線部は大きく「画像診断部門」と「放射線治療部門」の2つに分けられます。その多くは放射線科の医師と診療放射線技師、看護師などが連携して業務を行っています。

「画像診断部門」ではX《エックス》線検査、CT検査、MRI検査、超音波検査、核医学検査（PET）などの画像診断を行います。各科の主治医が指示を出して、診療放射線技師が実際に検査を行うことがほとんどです。出来上がった画像を見た画像診断医（放射線科医）は診断報告書を主治医に提出し、主治医はそれを解釈して患者さんに結果を説明します。

「放射線治療部門」では、主にがんに対する放射線治療を行います。指示を出すのは放射線科医で、診療放射線技師がシステム管理や操作をする場合も多く、診療放射線技師は病院での「検査」と「治療」の両面で重要な役割を果たしています。

さらに近年では、診療放射線技師の「職場」は病院だけにとどまりません。CTやMRIなどの医療機器の製造・販売を行う医用画像診断機器メーカー(モダリティメーカーといいます)にも診療放射線技師が在籍しています。

私自身も、1985(昭和60)年に病院の診療放射線技師から医用画像診断機器のトップメーカーに転職しました。当時はモダリティメーカーに属する診療放射線技師は全国でも10人程度でしたが、現在では200人以上が、高度な専門知識を生かして研究開発部門などで活躍しています。

モダリティメーカーにも医師配置を

モダリティメーカーには、診療放射線技師だけでなく専属の医師もいるべきだと考えます。それだけ機器が高度化・専門化しており、機器の有効性と安全性を確保するためにはユーザー(医師)の目が欠かせないからです。

メーカーには医師と診療放射線技師がいなければならないという法律があってもいいかもしれません。

また、医用画像診断機器の勉強をするために、医師や診療放射線技師を一定期間モダリティメーカーに派遣するような制度もあってもいいと思います。

判定人

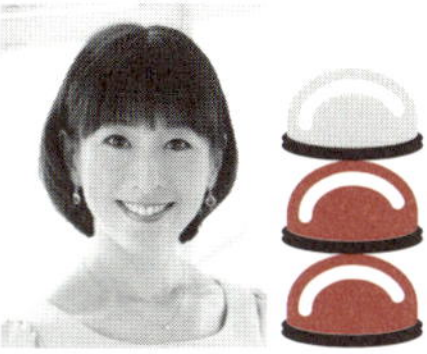

山本舞衣子さん

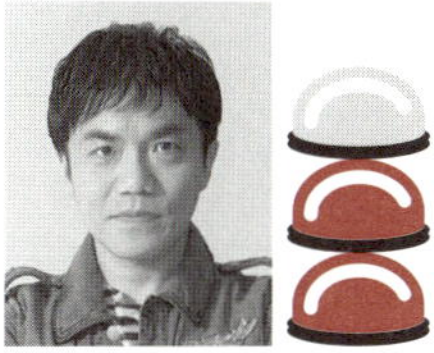

水道橋博士さん

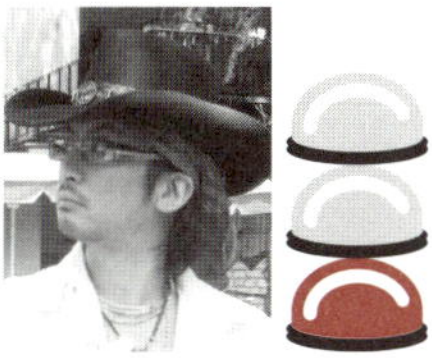

奥田健次さん

トリビア 29

臨床検査技師は「薬の注射」はできないが「採血」はできる

病院で行われる検査は大きく2つに分けられます。

1つは、X《エックス》線やCTなど主に放射線を用いる「画像検査」。もう1つは、心電図、脳波など患者さんを直接検査する「生理学的検査」と患者さんから採取した血液や尿、便、細胞などを調べる「検体検査」です。

これに従って、検査技師も2タイプに分かれています。前者は「診療放射線技師」などが行い、後者を実施するのが「臨床検査技師」です。

なお、生理学的検査の中でも、超音波検査とMRI検査は診療放射線技師と臨床検査技師のどちらも行ってよいことになっています。

薬の注射ができる人は限られている

臨床検査技師の行う検体検査のうち、尿や便については患者さん自身が採取します。しかし、血液は患者さんが自分で採取できません。そこで、臨床検査技師が血液採取を行います。

採血するときは、患者さんに注射針を刺します。つまり、臨床検査技師は「採血」という医療行為はできるのです。しかし、注射（薬剤を人の体に注入すること）はできません。

注射ができるのは医師と看護師、一部の救急救命士だけです。

なお、2014年の診療放射線技師法の改正で（2015年4月1日施行）、診療放射線技師が、CT、MRI検査時の造影剤の血管内注入、投与後の抜針（注射針を抜くこと）・止血、下部消化管検査時などの肛門からのカテーテル（管）の挿入などが、医師の指示を受けた上で診療の補助として行えることになりました。

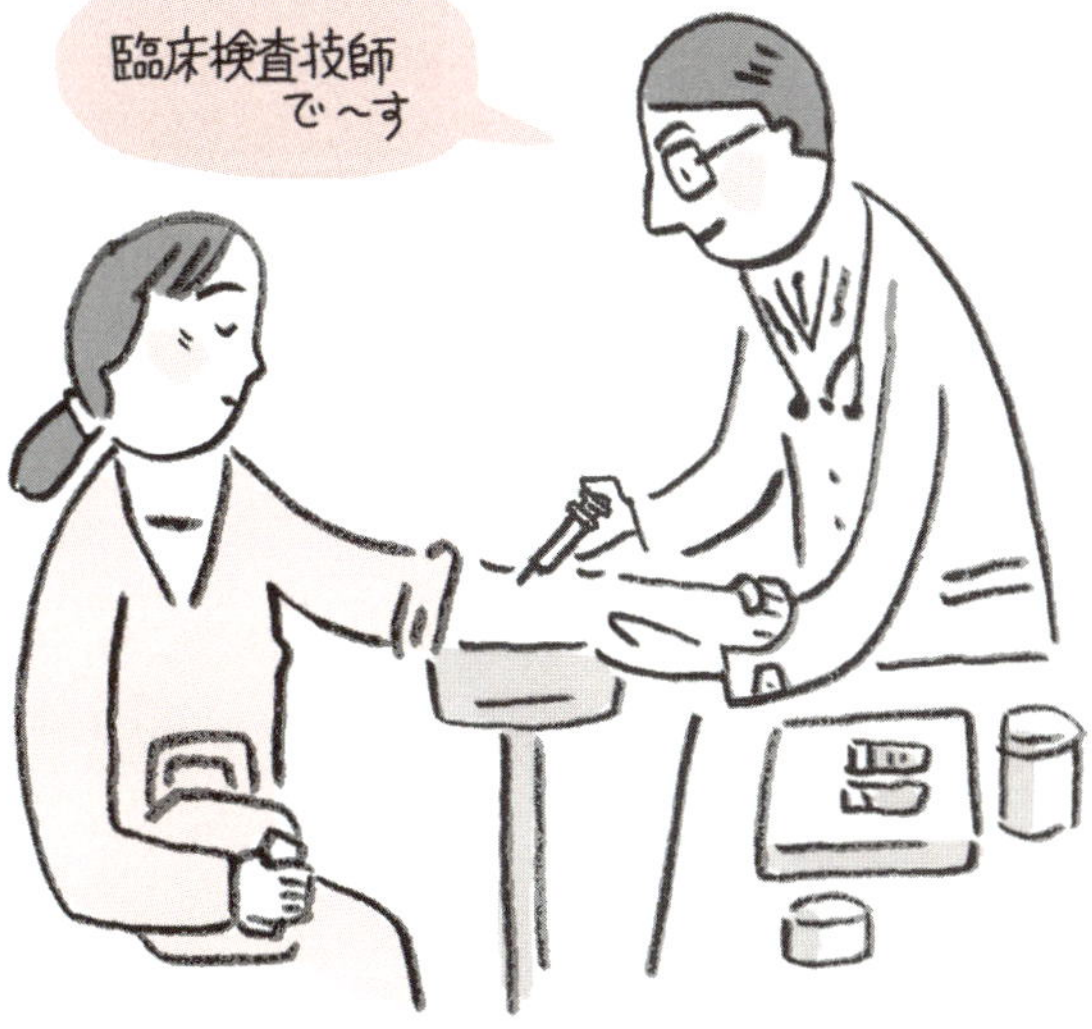

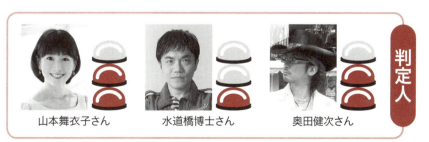

判定人

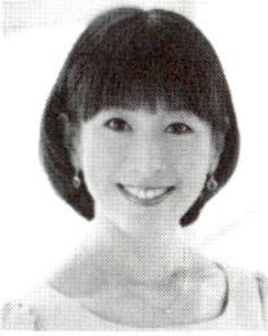
山本舞衣子さん

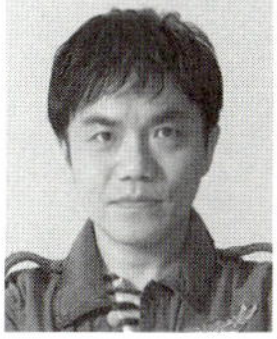
水道橋博士さん

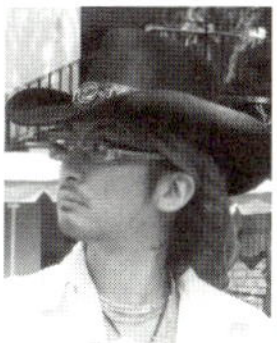
奥田健次さん

トリビア 30

医師と診療放射線技師だけがCT操作を許可されている

CT検査もX線《エックス》を用いるため、CT機器を操作できるのは法律的に医師、歯科医師、診療放射線技師に限られます。ただ最近は医師が自らCTを操作することは少なくなっており、もっぱら診療放射線技師に任せるケースが多くなっています。

なお、前述したように、MRI、超音波検査機器の操作は医師、歯科医師、診療放射線技師以外に臨床検査技師も行うことができます。MRI、超音波では放射線を使わないために、比較的リスクが低いと考えられているからです。

読影とは、画像から病気を読み取ること

CTなどの画像を見て病変の有無や状態などをチェックすることを「読影」といいます。読影は医師が行うべきものになっています。

最近、機器の進歩によってCT検査の現場は大きく変わっており、多量のCTデータが短時間で得られ、

検査数も大きく増えています。したがって、読影にもスピード感が要求されるようになってきました。

　こうした状況に伴って、医師の読影をサポートする存在として診療放射線技師がクローズアップされています。最終的に画像診断を行うのはもちろん医師ですが、画像検査の専門職である診療放射線技師が読影のサポートを行い、医師にアドバイスすることが求められているのです。

　2010年4月に厚生労働省医政局長から出された通知でも、診療放射線技師の業務範囲として「画像診断における読影の補助を行うこと」が明文化されています。

　画像検査の結果は、撮影方法や撮影を行うタイミングなど検査担当者の手技や技量にも左右されます。必然的に、診療放射線技師には読影能力も必要とされます。疑わしい異常影を発見すれば、自分の判断で追加撮影を行うことも少なくありません。つまり、CTなどの画像検査機器の操作や撮影と読影は「一体のもの」と言えるのです。

　放射線診断医の片腕としての期待が臨床現場でますます高まる中、公益社団法人日本診療放射線技師会では、臨床技術能力検定として「画像読影技能検定」を実施する準備を進めています。

判定人

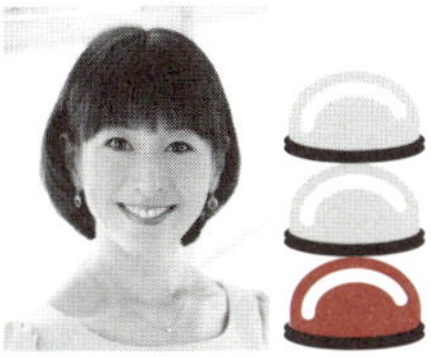
山本舞衣子さん

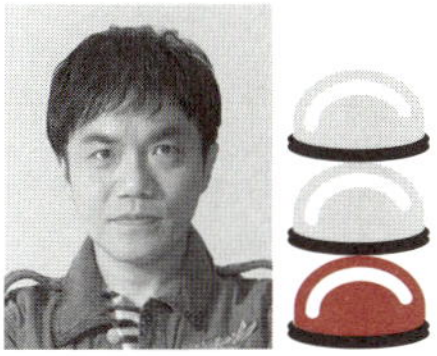
水道橋博士さん

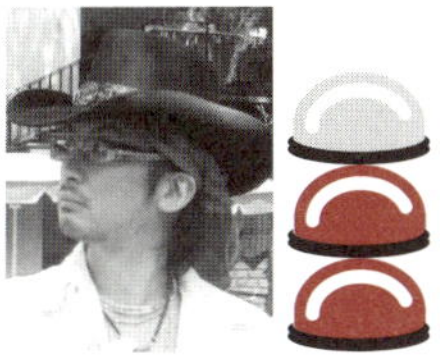
奥田健次さん

トリビア31

患者さんとその家族も〝医療チーム〟のメンバーだ

チーム医療という言葉を聞いたことがあると思います。

以前は、医療の世界というのは医師が階層のいちばん上にいて、その下に看護師やさまざまな医療従事者がいるというのが定説でした。

でも、今ではそんな考え方は時代遅れです。ここまで読んでくださっておわかりいただけたことと思いますが、現在では、複数のメディカルスタッフ（医療専門職）が連携して1人の患者さんの治療やケアにあたるチーム医療の考え方が常識となっています。異なる職種のそれぞれの専門スキルを発揮することで、患者さんの生活の質（QOL）を向上させ、患者さんの人生観や希望を尊重した療養の実現をサポートしています。

この場合、各メディカルスタッフの間に上下関係はありません。それぞれが各専門分野のプロフェッショナルとしてお互い対等の立場で連携することが基本です。

病院の特徴や規模によっても異なりますが、チーム医療にかかわる職種はとても多様です。以下、50音

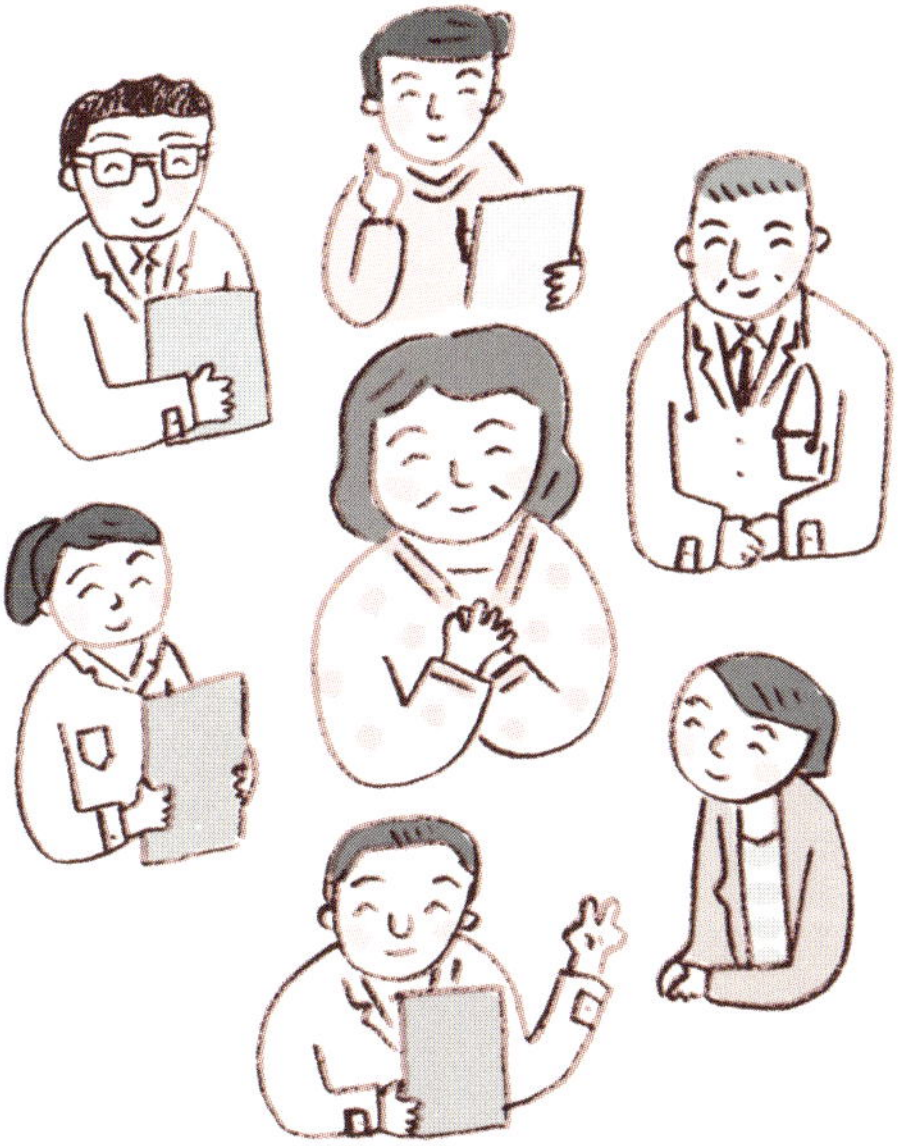

順で列記してみましょう。

医師（歯科医師も含む）、医療ソーシャルワーカー（MSW）、医療リンパドレナージセラピスト、看護師、管理栄養士、義肢装具士、救急救命士、言語聴覚士、細胞検査士、作業療法士、歯科衛生士、歯科技工士、視能訓練士、診療情報管理士、診療放射線技師、精神保健福祉士、薬剤師、理学療法士、臨床検査技師、臨床工学技士、臨床心理士、などがいます。

患者さんは単に「治療をしてもらう」立場ではない

「患者さんを中心として」と言うと、医療チームというのは患者さんをサポートするためのチームと考えるかもしれません。もちろんそうなのですが、患者さんもその家族も医療チームのメンバーというのが正しいとらえ方です。さらに患者団体もチーム医療にかかわります。

つまり、患者さんは「治療をしてもらう」のではなく、「自ら治療に参加する」というスタンスで治療に臨む必要があります。

とくに高齢の患者さんにありがちなのが、「お医者さんにすべてお任せします」という態度です。かつての医療現場では医師と患者さんには一種の支配関係がありました。これを表す言葉が「医療パターナリズム（父権主義）」です。

つまり、医師は患者さんの父親もしくは指導者であり、患者さんはその子どものようなものだと考えられ、患者さんの利益は、患者さん自身の意思ではなく医師の裁量で決めるものだとされていました。

昔は、患者さんが治療のことなどについて医師にあれこれ質問すると、「患者は黙って医師の言うことを聞いていればいい」などと一喝されたりしたものです。

しかし、「患者の権利」の高まりとともに、こうした前時代的な考え方は影を潜めました。そして、たとえ病気であっても、自分の生き方や生活は自分の意思で決めるという「自己決定権」が大切にされるようになりました。

今の時代、患者さんも自分の病気の治療に対して主体的にかかわらなければなりません。それが患者さんの権利であるとともに責任でもあるのです。

もし病気になった際には、自分も医療チームの一員だと自覚し、治療や生活については自分の希望を伝え、一緒に考えていくという姿勢で療養にあたるようにしましょう。

判定人

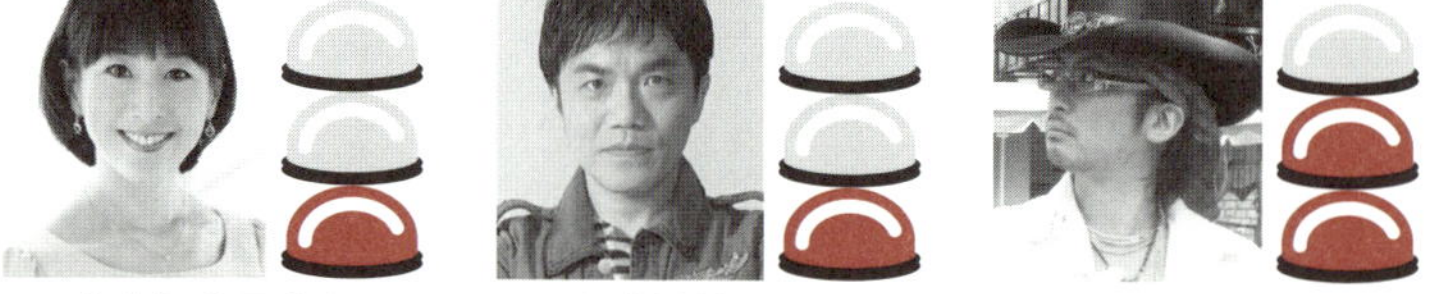

山本舞衣子さん　水道橋博士さん　奥田健次さん

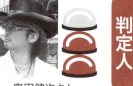

トリビア32

画像診断の「外注」が増えている

病院の規模や診療科などによってもちろん違いますが、現在、病院当たりのCT検査件数、あるいは1人の医師が施行するCT検査の件数は大きく増加しています。

さらに、CT装置の多列化（46ページ参照）により1検査当たりの画像枚数は莫大に増えています。30年前であれば、フィルム1枚当たり12コマだったので、たとえば頭部CTであれば12コマ（造影の場合はその2倍）撮るというふうに、無駄を省くために使用フィルム枚数を抑えていました。ところが、今はフィルムに撮影するわけではありません。デジタル化、フィルムレス化が進み、何枚撮影しても経費はかかりません。

カメラと同じです。フィルムの頃は撮影枚数を抑えていたのが、デジタルカメラになって誰もそんなことを気にしなくなりましたね。

ですから、大きな病院では大量のCT画像が発生します。最近の64列のマルチディテクター（マルチスライス）CTでは、患者さん1人当たり1000枚単位の画像が一挙に出来上がります。

それに伴って、放射線科医1人当たりの読影件数も大きく増えています。検査画像は大容量のサーバーから画像診断医の端末へ送られてきます。画像診断医は一日中、その画像を高速にコマ送りしてモニターで読影し、評価し、結果をPCに入力し続けています。この作業は医師にとって大きな負担となっており、“放射線科医殺し”ともいわれています。

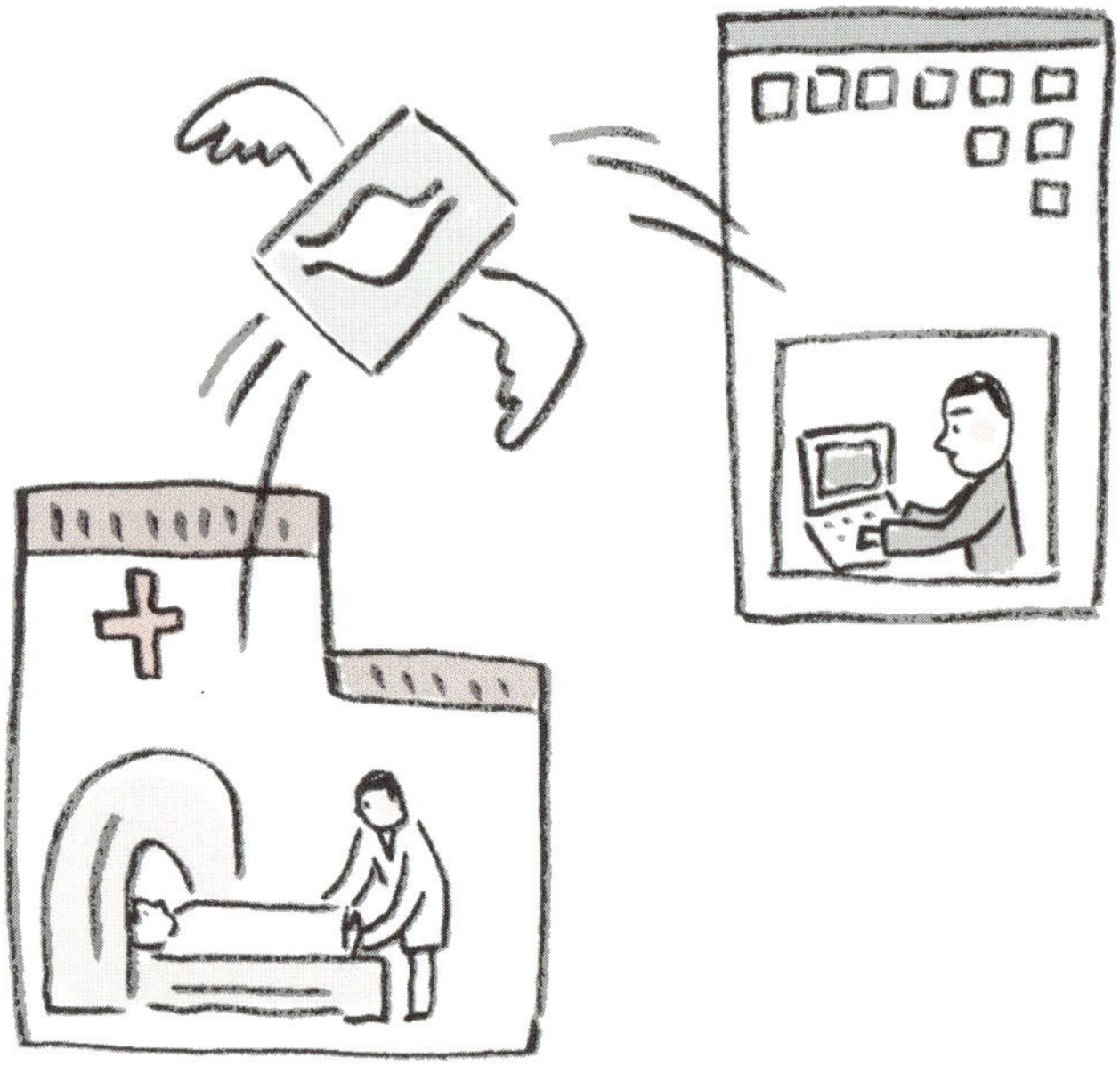

考えてもみてください。患者さん1人当たりで1000枚単位ですから、患者さん数人で1万枚を超えてしまいます。これだけ多くの画像を1人の医師が読影するのは無理であることは明白です。そのため、最近ではCT画像をはじめとする画像診断の「外注化」も進んでいます。

外部の画像診断の専門医がネットワーク経由でデジタル画像データを預かり、読影して読影報告書を作成する「遠隔画像診断サービス」が増えてきているのです。

近年、画像データの増大による放射線科医の不足が全国的な問題となっており、医療現場の負担を減らすためにこうした遠隔読影サービスが登場しました。

「遠隔画像診断に関するガイドライン」では、読影する医師の資格として、「日本医学放射線学会認定の放射線診断専門医ないしはそれと同等以上の能力を持つ医師」と定められています。

読影をサポートする専門職がいるといい

さらに私が提言したいのは、医師の画像読影をサポートする専門職や認定職をつくるということです。

前述したように、診療放射線技師の新しい役割として「画像診断における読影の補助を行うこと」が求められるようになりました。現実的に、医師と診療放射線技師の協力体制で画像をチェックしている医療機関も少なくありません。撮影している診療放射線技師が最も長く画像を見ているわけですから、技師による読影支援のニーズはたしかに存在します。

検査機器の進歩や画像データの増加といった現実に合わせたチーム医療体制の整備は欠かせないところだと思います。もちろん、そのためには診療放射線技師のスキルアップが必須であり、資格認定制度も必要であることは言うまでもありません。

判定人

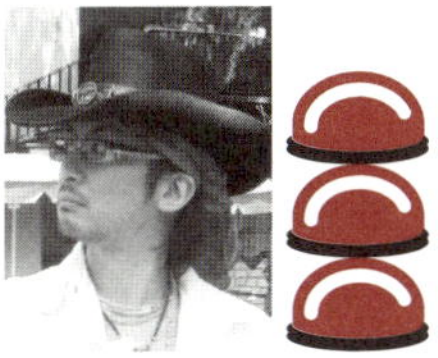
奥田健次さん

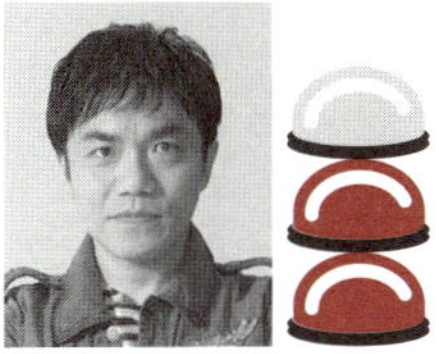
水道橋博士さん

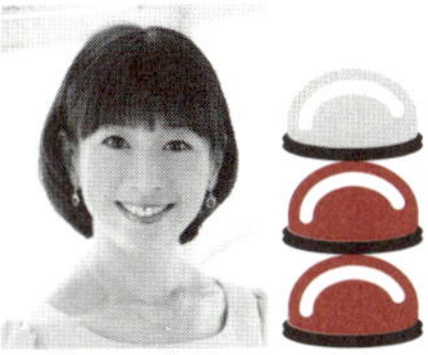
山本舞衣子さん

トリビア33

診療放射線技師法は約60年間ほぼ変わっていない

医療にはたくさんの法律が運用されています。医療全体を規定する医療法のほか、それぞれの医療専門職ごとの法律も制定されています。

医師法、歯科医師法、保健師助産師看護師法、診療放射線技師法、臨床検査技師・衛生検査技師法、臨床工学技士法、救急救命士法、歯科衛生士法、歯科技工士法、理学療法士・作業療法士法、視能訓練士法、義肢装具士法、言語聴覚士法、などです。そのほか、薬事などに関する医薬品医療機器等法(旧・薬事法)や薬剤師法などがあります。

これらはすべて別個に決められた独立した法律です。そのため、全体の整合性がとれていない部分も多々あります。

近年、医療をめぐる環境は大きく変化しました。ところが、こうした医療関連の法律は何十年間も変わっていないという現実があります。

その最たるものが「診療放射線技師法」です。

結核検診の普及とともに生まれた法律

診療放射線技師法は診療放射線技師の職務や資格などを規定した法律で、施行されたのは1951(昭和26)年です。このときは「診療エックス線技師法」という名称でした。

当時はまだ結核が日本全国で猛威をふるっていた時代です。1951年というのは結核予防法が全面改定(現在は感染症法に統合)され、胸部X《エックス》線検査による検診の全国的な普及がスタートした年でした。そうした状況を背景に、診療エックス線技師法がつくられたのです。

そして、驚くことに、この戦後の混乱から脱しきれない頃に制定された診療放射線技師法の基本骨格は、約60年の間、ほとんど変わっていないのです。

CT操作は長らく〝法律外〟で行われてきた

医療法などの関連法は医療をめぐる環境の変化に適応すべく、年に1回程度は細かな改正が行われています。ところが、なぜか診療放射線技師法は1951年以来、これまでに20回しか改正されていません(2015年4月現在)。

しかも、改正箇所の多くは法律の名称や免許、試験、罰則規定、細部の表現などに関するものがほとんどで、業務内容など根幹部分に関する改正が行われたことはきわめて少ないのです。

たとえば、日本にCTが導入され普及していった70~80年代に、その業務についての明確な規定が法律に加えられた痕跡はありません。

画像診断の業務に明確に言及した改正はこれまでわずか2回しか行われていません。

1つは2001年の改正で、「診療の補助として、磁気共鳴画像診断装置その他の画像による診断を行うための装置による検査を業務とできる」とされたこと。

もう1つは、前述した2014年の改正で、検診車など病院・診療所以外の場所で健康診断として胸部X線撮影のみを行う場合に限っては、医師の立ち会いがなくても、診療放射線技師がいれば検査をできることになったことです(78ページ参照)。

さらに驚くことに、これだけ普及しているPETなどの核医学検査はこれまで法的に診療放射線技師の業務として明確になっておらず、2014年の改正で初めて診療放射線技師の業務に追加されたのです。

このように、画像診断は飛躍的な進歩を遂げ、医療の現場で最もIT化が進んでいる領域であるにもかかわらず、法整備が全く追いついていないという現実があるのです。診療放射線技師法は、CTやMRI、超音波さえなかった時代にできた法律で、現実と合わないために医療現場は非常に困っているという状況があります。

判定人

山本舞衣子さん

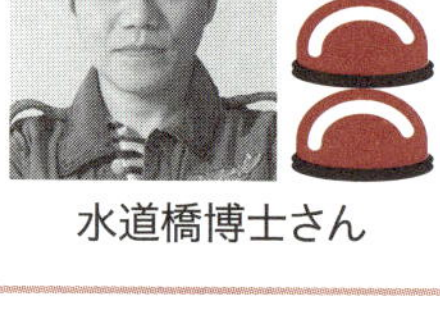
水道橋博士さん

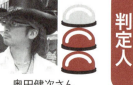

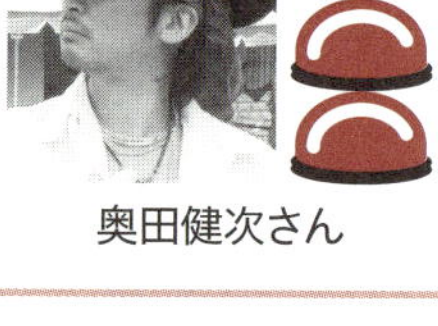
奥田健次さん

トリビア34 画像検査の手法の多くには統一された法的な基準がない

X《エックス》線検査、CT検査、MRI検査などの画像検査のやり方は、病院によってバラバラだということを知っていますか?

「そんなバカな……!?」と思うかもしれませんが、これは事実です。統一された基準がないのです。ですから、他の病院の放射線科医や診療放射線技師に「おたくの病院ではどうやって撮ってるの?」と聞いて参考にしたりしているのが現実です。

画像診断機器の場合、まず基本的に装置によっての性能の違いがあります。そのため標準化が難しいという面があるのです。

また、たとえばCTであれば、同じ目的の撮影であっても装置の設定(モード)、撮影する範囲はどこからどこまでか、撮影するスライスの厚さは何ミリか、スキャンする時間は何秒かといった撮影条件は施設ごとに差があります。

造影剤を使った検査になると、さらに造影剤の投与量、注入時間、注入速度、撮影開始のタイミングな

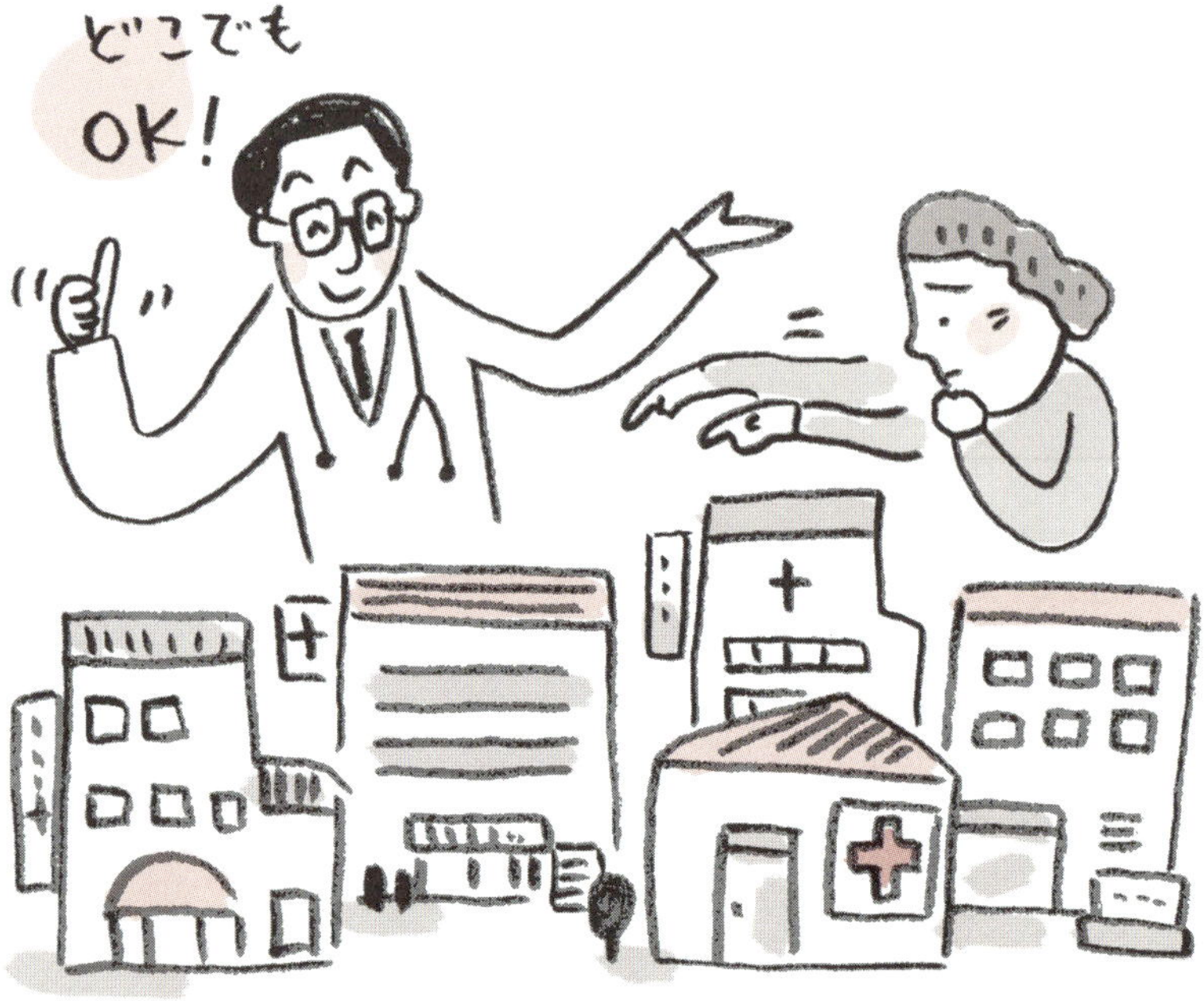

どの条件の違いも加わってきます。

こうした撮影条件の違いが、検査の結果に影響を与えることは容易に想像できるでしょう。それに、同一条件で撮影しなければ、検査所見の正しい比較検討もできません。

ですから、検査部位別、疾患別、適応別などに標準的な検査プロトコール（手順、決まりごと）を決めることはとても大切だと思うのです。

これは臨床検査でも似たような面があり、同じ検査項目でも病院によって測定方法の違いによるデータの施設間差が生じています。また、検査項目によっては、医師が検査結果を判断するための目安である正常値（今は基準値と呼ばれています）の許容範囲も、病院によって少し異なっている場合があります。

誰がどこで受診しても一定レベルの画像診断を！

さらに、CTの場合、画質と被ばく線量との兼ね合いもあります。一般に高画質を求めれば被ばく線量も増えることになります。逆に、被ばくを恐れて線量を低くしすぎると画質を損ねることになります。

検査の目的などに応じて、被ばくのリスクを考慮した上で最適な画質を得るための撮影条件の最適化が必要になります。

現在は、病気の診断目的の場合、被ばく線量の上限がありません。たとえば、少なくとも健康診断と病気の診断という目的の違いによって、被ばく線量の上限を法律で定めたほうがいいと思います。それが標準化のスタートになるのではないでしょうか。

なお、最近はCTの画像再構成方法が見直されており、検査を受ける人の体格などを考慮した上で、画質当たりの被ばく線量をいかに下げるかということを主眼とした技術も開発され、注目されています。そういったソフトウエアの統一ということも検討しなければならないでしょう。

私は、どこの医療機関を受診しても一定以上の画像診断を受けられるように、検査方法の基準を統一して標準化を図る必要があると考えています。

判定人

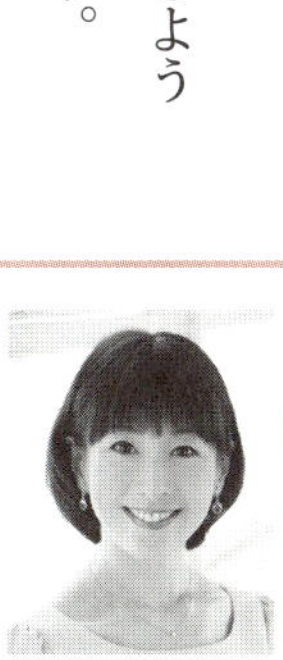

山本舞衣子さん

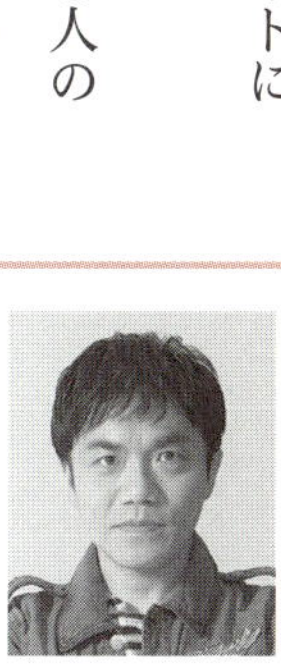

水道橋博士さん

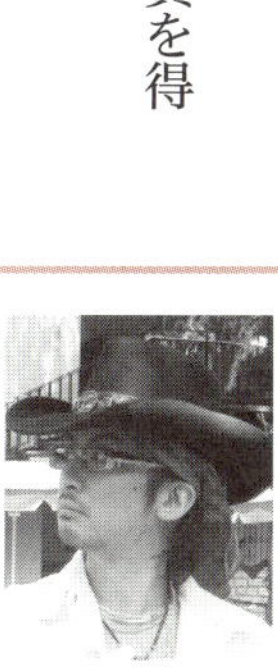

奥田健次さん

トリビア35

病院に診療放射線技師がいなくても法律違反ではない

病院ではいろいろな職種の人が働いています。適正な医療を行うためには、一定水準以上の人員を確保する必要があります。

そのため、医療法という法律では、病院と療養病床をもつ診療所で必要な人員の「標準」を決めています。この標準数を満たさない医療機関は医療法に反することになります。

人員配置基準は医療施設の性格や病床区分によって違います。たとえば、ベッド数100床以上の一般病院の一般病床の場合、医師は16：1（患者さん16人に対して医師1人）、薬剤師70：1、看護師および准看護師3：1、栄養士は病床数100床以上の病院に1人となっています。

ところが、診療放射線技師については「適当数」としか示されていません。つまり、基準が決められていないのです。

なお、診療報酬上の放射線治療に関する施設基準では、放射線治療を担当する常勤の診療放射線技師が1人以上配置されていることが条件になっています。

CT1台につき診療放射線技師が1人いたら安心では？

厚生労働省「医療施設調査・病院報告」（２０１２年）の医療従事者数（常勤換算）のデータによると、２０１２年10月1日現在で診療放射線技師の人数は4万６０３人、これに対して臨床検査技師は5万６６５人、看護師（正看護師）は72万５５５９人となっています。

実は、臨床検査技師も看護師も、放射線を用いないＭＲＩや超音波検査を業務として行うことができることになっています。したがって、ＣＴやＸ《エックス》線検査など放射線を用いる検査さえ医師が行えば、診療放射線技師を病院に置かなくても現場は回ることになります。

しかし、医療の中で最も進化の著しい画像検査を担う職種の人員配置が「適当数」、つまり「何人でもかまわない」というのは、おかしな話だと思いませんか？

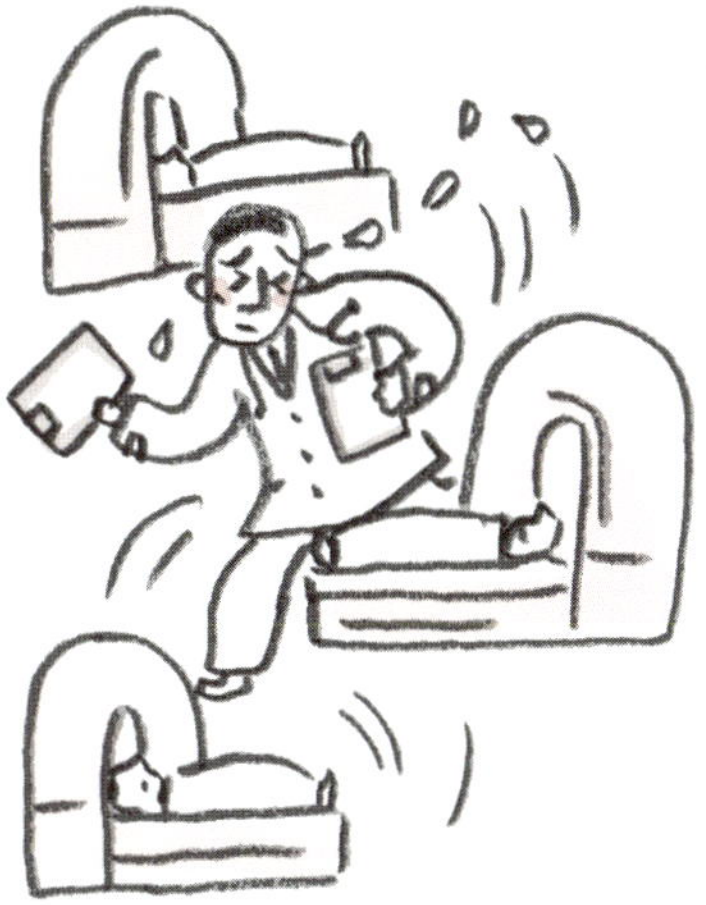

実際、ＣＴとＭＲＩが計4台あっても診療放射線技師が1人という病院もたくさんあります。極端な話、どんなに大きな病院であっても、法律上は診療放射線技師を雇わなくても咎められないのです。

診療放射線技師の数が不足しているという理由もあるかもしれません。しかし、前述の医療従事者数のデータによると、栄養士（管理栄養士と栄養士）は2万５０４４人しかいないにもかかわらず、１００床以上の病院には最低１人置くことになっています。

　診療放射線技師の役割は、画像検査をスムーズに進めることだけではありません。患者さんにとって安全な検査を実施することも大きな責任です。たとえば、造影剤を用いたCT検査では、造影剤による副作用の発生に最初に気づくのは診療放射線技師であることが最も多いのです。

　このように、安全な検査を実施するためにも診療放射線技師の最低限の配置基準を定めたほうがよいと思います。

　また、病院の画像機器管理も診療放射線技師が責任をもって行うべき業務にすべきです。日本診療放射線技師会では、放射線医療関連機器の管理に特化した放射線機器管理士の認定制度を立ち上げており、その活用を国に対して要望しています。

　では、病院における診療放射線技師の人員配置基準は何を目安に決めればよいのでしょう？

　私見ですが、医師や看護師のように患者さん1人当たりというよりは、画像診断機器の保有台数あるいは画像検査の施行件数などに対して人数を定めればよいのではないかと思います。たとえば、CT装置1台につき診療放射線技師を最低でも1人以上置かなければならないと決めてはどうでしょうか。

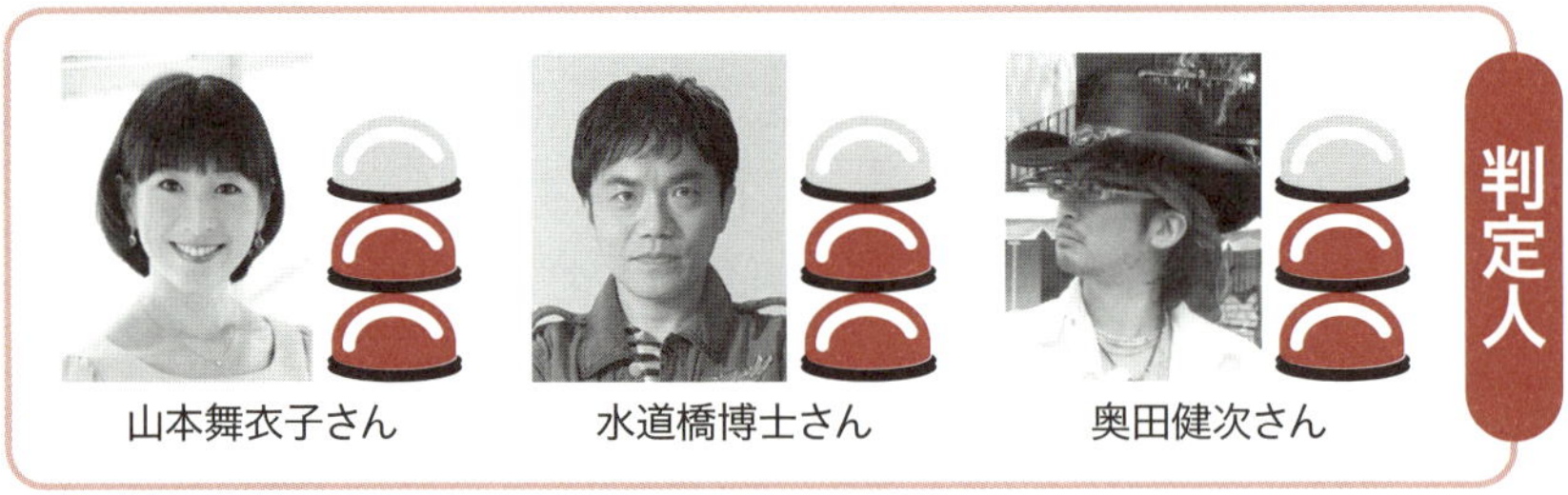
判定人
奥田健次さん
水道橋博士さん
山本舞衣子さん

トリビア36

日本では患者に対して検査の説明義務がない

「はい、ではレントゲンを撮りますから上半身の服を脱いでください」。X《エックス》線検査を受けた経験のあるほとんどの方が、検査前、一方的にこう言われて撮影されたことと思います。

「これから、こういう目的で、この検査を行います。よろしいですか」と、検査目的や検査手順についての説明を受けて同意を求められたことがありますか？　そもそも、担当の診療放射線技師は自己紹介をしたでしょうか？

近年の医療では患者さんに対するインフォームド・コンセント（説明と同意）が重視されています。医療には常にリスクも伴うからです。

それは検査に際しても同様で、とくに放射線検査には被ばくのリスクがあります。大型の放射線機器を用いることの多い放射線診療では患者さんは不安感を抱きやすいものです。

放射線診療では、患者さんの受ける利益が被ばくによる不利益を上回り、かつ最適な放射線防護手段がとられているとの前提で、医療被ばくには線量の限度が設けられていません。

また、血管造影など体に負担を与える検査では、患者さんへのリスクはさらに大きくなります。したがって、治療に際してインフォームド・コンセントを行うように、検査前にも十分な説明と同意が欠かせません。画像検査では診療放射線技師が直接、単独で検査を担当することも少なくありませんが、そうした場面では技師の対応と説明が患者さんの不安を取り除くことに役立ちます。

ところが、日本では診療放射線技師が患者さんにインフォームド・コンセントを行う義務は定められていませんし、説明すべき内容も明確になっていないのが現実です。

一方、アメリカでは、放射線技師が患者さんに対してインフォームド・コンセントを行う責任が明確にされていますし、説明内容もあらかじめ書式になっています。実際に私は、ジョージタウン大学やニューヨーク大学などで確認しました。もちろん訴訟対策という一面はありますが、患者さんに安心感をもってもらえるのであれば、説明して同意を得るに越したことはありません。

日本でも説明と同意を方針としてしっかりと定めて実践している病院も増加しています。

明文化された診療放射線技師の役割と責任

80か国の診療放射線技師が加盟している世界放射線技師会は2005（平成17）年に「診療放射線技師の役割」を提唱し、医療チームの一員として診療放射線技師が担う責任を明確にしました。

その中で、「放射線診断部門」「超音波検査部門」「MRI」「核医学部門」「放射線治療部門」など特定の分野における役割について、より具体的な助言を述べています。たとえば、「放射線診断部門における放射線技師の役割」のペイシェントケア（患者さんへのケア）については次のように示されています。

①患者に影響を及ぼす可能性のある肉体的・精神的関連要因を、患者の社会的、文化的ニーズとともに、放射線技師が認識していること。そして、必要に応じてこれらを報告する。

②放射線技師が患者の一般的安全性・快適さのために適切な手はずを整える。

③必要情報がすべて揃っており正確であり、かつ正確な確認手順が遂行されていることを放射線技師が保証する。

④患者から必要手順に対する同意を得る。

⑤放射線技師は相互感染を予防するため、あらゆる適切な施設および方法を用いるための必要条件を満たす。

⑥倫理的配慮がすべて満たされている。

診療放射線技師によるインフォームド・コンセントに関しては日本でも少しずつ重要視されてきています。日本の状況も、これから少しずつ変わっていくことを期待したいと思います。

判定人

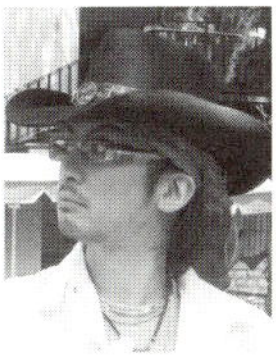
奥田健次さん

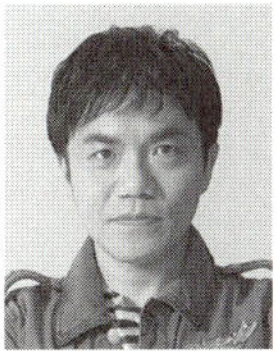
水道橋博士さん

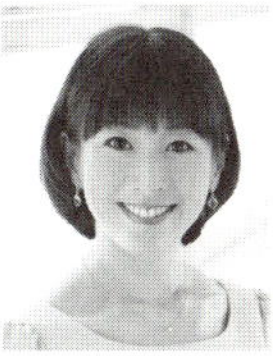
山本舞衣子さん

トリビア37

診療放射線技師の養成教育は4年でも足りない

診療放射線技師の養成については、これまでは短期大学や専修学校など3年制の教育課程が中心でした。現在ではほとんどの短期大学と専門学校が4年制大学に移行しつつあります。大学院に進み、修士課程や博士課程を卒業する技師も増えてきています。しかし一方で、まだ3年制の学校も少数ながら存在します。最近の放射線診療技術の高度化に伴って、診療放射線技師にはより広範囲な知識が求められるようになりました。でも、そういった状況に教育体制がまだ追いついていません。

多くの画像診断機器の扱いや放射線治療など勉強しなければならない内容が増え、3～4年ではとてもカリキュラムが組めません。新しい技術などについては通り一遍のことだけを学んで、あとは現場に出てから覚えていくというのが現実です。私は、もはや4年制教育でも足りないのではないかと感じています。

多岐にわたる教育内容

診療放射線技師の現在の専門分野の教育内容としては、診断画像技術学、核医学検査技術学、放射線治療技術学、医用画像情報学、放射線安全管理学などがあります。検査を安全かつ適切に行うには、臨床解剖学や病態生理学などの教育内容も盛り込む必要があります。臨床実習も現在の時間数ではとても足りません。

実際に、2015（平成27）年4月1日から、造影剤投与後の抜針・止血、検査のために肛門にカテーテルを挿入し造影剤を入れる行為など診療放射線技師の業務範囲が拡大されることを受けて、教育内容の基準について「医療安全管理学」1単位が追加されました。

2012年6月には、日本診療放射線技師会の「チーム医療推進のための診療放射線技師業務検討委員会」から報告書が出され、「チーム医療を推進していくためには診療放射線技師の専門性をより高めていく必要があり、基礎教育と生涯教育の充実を図る必要がある」と結論しています。

その上で、まずは手始めに診療放射線技師教育の4年制大学化と教育内容やカリキュラムの抜本的な見直し、卒後臨床研修の制度化を要望しているところです。

医療職では医師・歯科医師は従来から6年制教育であり、近年では薬剤師も6年制大学教育化されました。将来的には、同じように診療放射線技師も6年制教育となっていくでしょう。

判定人

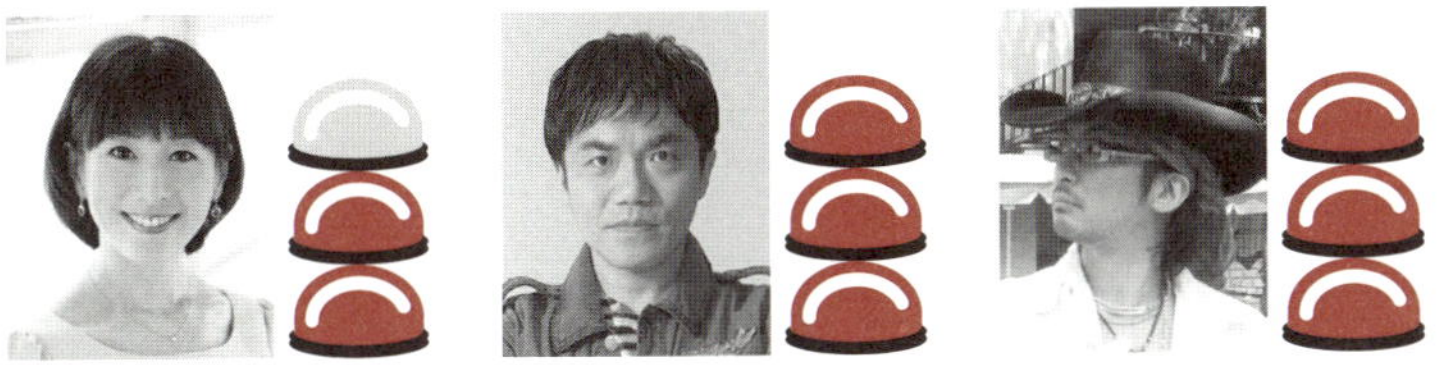

山本舞衣子さん　水道橋博士さん　奥田健次さん

トリビア38 教師と違い医療従事者は免許を更新しなくてもいい

医師をはじめ、医療の仕事に従事するには多くの場合、国家資格が必要になります。定められた教育課程を経た上で国家試験に合格すると、厚生労働大臣より免許・資格が与えられます。

医療系の国家資格があるのは、医師、歯科医師、看護師、保健師、助産師、薬剤師、診療放射線技師、臨床検査技師、臨床工学技士、理学療法士、作業療法士、歯科衛生士、歯科技工士、救急救命士、視能訓練士、言語聴覚士、義肢装具士などです。これらの国家資格は一度取得すれば更新の必要はありません。

そう、医療に関する国家資格には免許を更新するという制度がないのです。人の生命を預かる重大な仕事であり、その技術は日進月歩で進歩しているにもかかわらずです。

考えてみると、これは不思議なことです。学校の先生と比べてみると、その特異さがよくわかります。

教員免許の有効期間は10年

教師については、2009（平成21）年4月1日から教員免許更新制が導入されました。免許の有効期間は資格を得てから10年後の年度末までです。免許更新は原則的に、有効期間満了日の2年2か月前から2か月前までの2年間に、大学などが開設する30時間以上の免許状更新講習を受講・修了した後、都道府県教育委員会に申請します。更新制が導入される前の旧教員免許状を持っている人にも有効期間が定められ、順次更新講習を受けることになっています。

目的は、〈教員として必要な資質能力が保持されるよう、定期的に最新の知識技能を身につけることで、教員が自信と誇りを持って教壇に立ち、社会の尊敬と信頼を得ること〉です。この一文の、「教員」を「医療従事者」に、「教壇」を「医療現場」に置き換えてみれば、それはそのまま医療スタッフにも当てはまることではないでしょうか。

もちろん、医師をはじめとする医療従事者には生涯教育の必要性がいわれています。知識や技術のアップデートは〝必須科目〟です。でも、それは個々の判断に委ねられているのです。

教員免許更新制の目的にもあるように、新しい知識や技術の習得という面だけでなく、必要な資質能力の保持という側面からも、医療従事者の生涯教育は大切なことです。

それぞれの医療職には業務として許される医療行為が定められています。しかし、各医療職がその許されている医療行為すべてに精通しているというわけではありません。つまり、「やってもよいことになっている業務」だけれども、その業務を「やったことがない」あるいは「長い間やっていない」というケースもあるからです。

学び続ける有資格者であってほしい

もっとも、医療職もさまざまな職種において「認定資格」の制度を取り入れており、多くの職種で5年ごとに資格を更新するシステムをとっています。

ただし、これらはあくまでも民間の資格であり、国家資格ではありません。各職能団体ではさまざまな講習会なども行って生涯教育を推進していますが、いずれも義務ではありません。ですから、意欲のある人は自ら学んでいますが、意欲のない人は勉強しません。それでも、どちらも同じ有資格者であることには変わりがないのです。

また近年、医療従事者の業務は細分化・専門化が進んでいます。医師にしても、各学会で認定する専門医制度があるように、他の医療職についても専門分化した制度を取り入れてもいいと思います。

診療放射線技師にも日本診療放射線技師会による、放射線機器管理士、放射線管理士、医療画像情報精度管理士などの認定資格があります。

さらに、これらの認定資格も、高度医療機器が普及しているという実情に合わせたものが必要だと思います。たとえば、CTやMRIなどの機器に特化した専門資格があってもいいのではないでしょうか。その認定基準を明確にし、待遇面なども含めて資格認定者に対する確実な評価が得られるようにする必要があります。

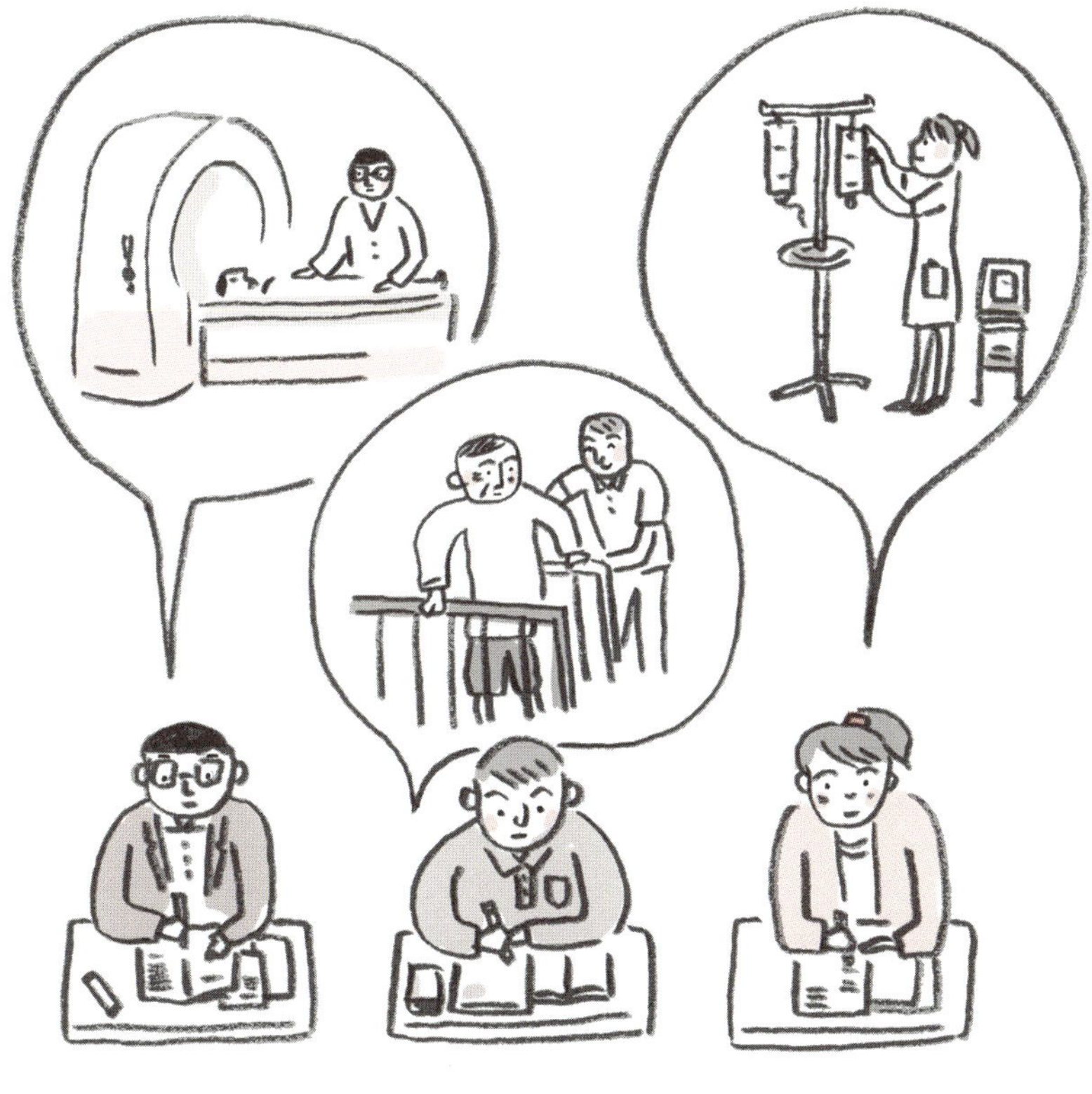

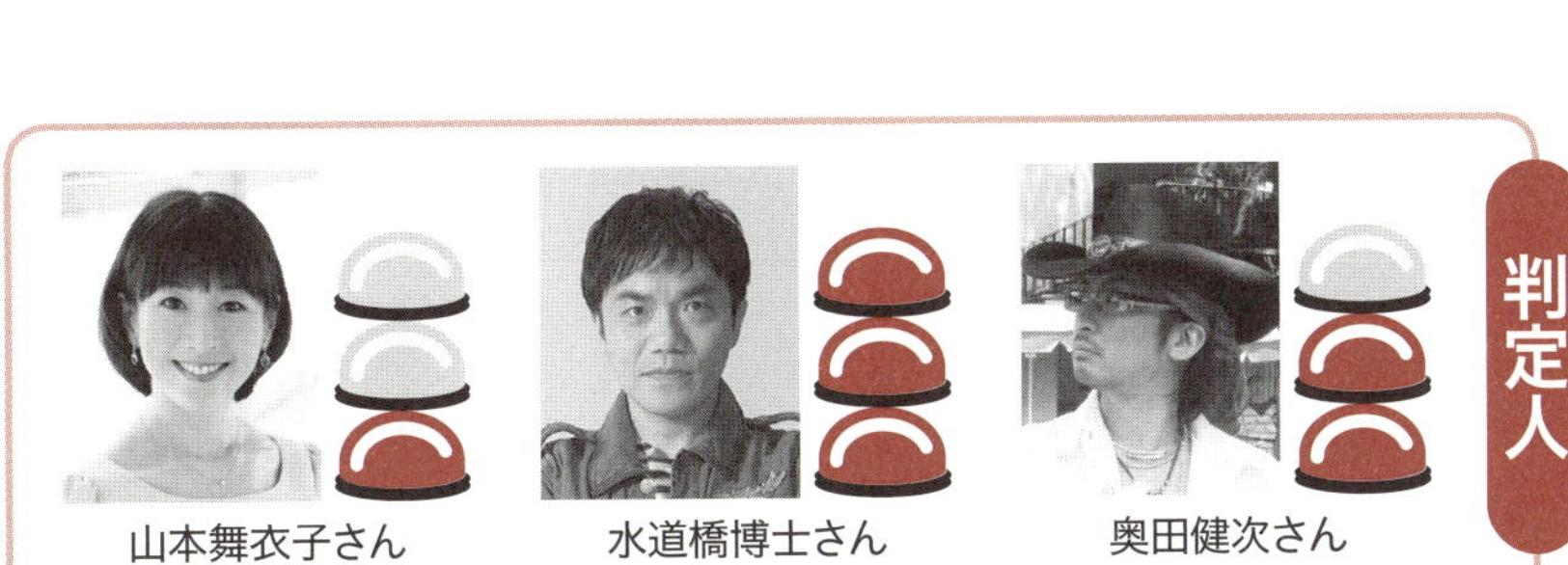
判定人
山本舞衣子さん
水道橋博士さん
奥田健次さん

トリビア 39

異業種が患者情報管理で医療に参入している

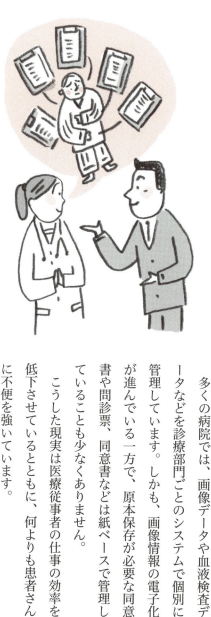

医療のIT化が進んだことで多くの病院が直面している課題があります。それは1人の患者さんの検査データなどの診療情報が院内外に分散していることです。

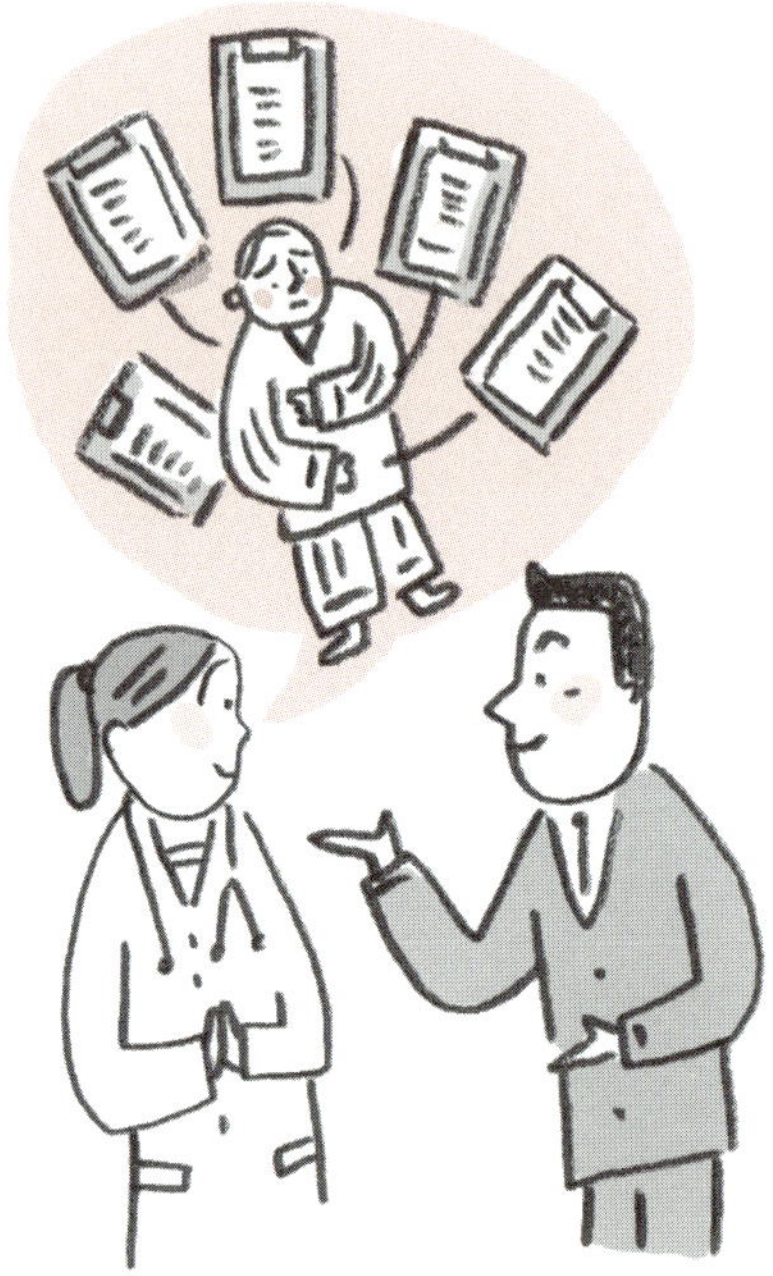

多くの病院では、画像データや血液検査データなどを診療部門ごとのシステムで個別に管理しています。しかも、画像情報の電子化が進んでいる一方で、原本保存が必要な同意書や問診票、同意書などは紙ベースで管理していることも少なくありません。

こうした現実は医療従事者の仕事の効率を低下させているとともに、何よりも患者さんに不便を強いています。

患者さんの診療情報はさらに複数の病院にも分散しています。過去の検査データなどは紛失している場合もあるでしょう。こうした情報を一元把握して、患者さん中心の情報管理を実現する必要があると思います。

患者本人が医療情報を自己管理する時代に

2010（平成22）年には「医療情報システムの安全管理に関するガイドライン」が変更されて、診療情報を民間等のデータセンターに保存することもできるようになりました。

とくに画像検査の情報はデータ量が膨大になり、それだけのデータを保管するシステムの維持は医療機関にとっても負担になっています。

今後は外部のデータセンター、いわば医療クラウドを活用した診療情報管理が進んでいくものと思います。そして、いずれは個々の患者さんが自分の医療情報を自分で管理する時代が来るでしょう。

現実に近年、情報通信企業や電気機器メーカーなどが医療情報管理の分野にどんどん参入してきています。複数の医療機関の間で、スマホや携帯電話を端末として利用し、診療データをオンラインで一元管理する試みもスタートしていますし、医用画像クラウドサービスも普及しつつあります。

判定人

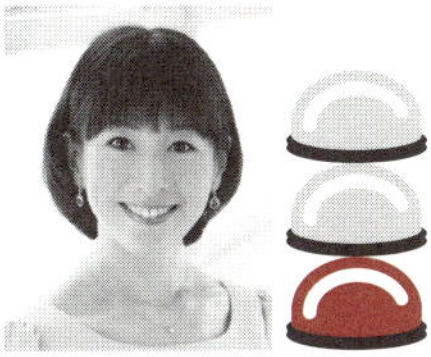
山本舞衣子さん

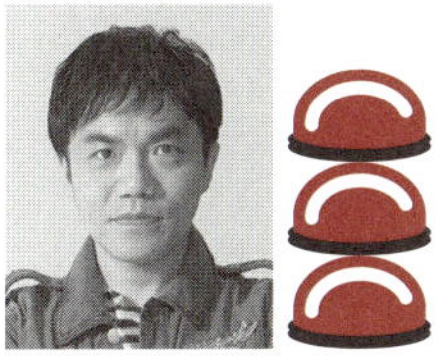
水道橋博士さん

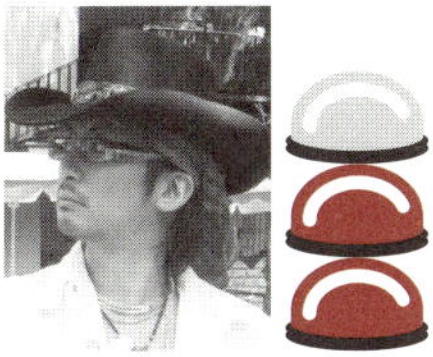
奥田健次さん

トリビア40

薬事承認を取るための費用が高いため医療機器の値段も高くなる

あなたは、医療機器の「値段」について考えたことがあるでしょうか?

たとえば、大型病院に設置されているようなCT、MRIは1機当たり定価が数億円ということも珍しくありません。医療機器の価格にはけっこうな幅がありますが、その違いは性能の差でもあります。値段が高い機器ほど一般に高機能です。

ただし、一概に高機能で高価な機器を揃えればいいとは言えません。病院の特徴や診療科などさまざまな条件がありますから、それぞれの病院の検査の目的に応じて選ぶというのが現実的です。つまり、価格は安くても目的によっては十分に使える機器もあるということです。

高額になるいちばんの理由は、もちろん高度なテクノロジーを搭載した機器であるためです。また、メーカーにとって医療機器は売っておしまいではありません。販売後の手厚いアフターサポート体制が求められます。そうした保守点検サービスの人件費などのコストもあらかじめ見込んで価格設定をしています。

3つ目の理由は、「薬事」の承認を得るためにお金がかかるという面があるからです。医薬品もそうですが、医療機器は「医薬品、医療機器等の品質、有効性及び安全性の確保等に関する法律（医薬品医療機器等法）」（旧・薬事法）という法律で規定されており、薬事の承認を得なければ患者さんに使うことができません。

医療機器が患者さんに使われるまでには、設計検証→非臨床試験→臨床試験→承認審査というプロセスで有効性や安全性を確認することが必要です。とくに先発的医療機器では後発品に比べて審査は厳しくなります。こうして薬事承認を得るためには莫大な時間と費用がかかるのです。

日本では薬事承認の審査期間が長すぎる！

医薬品にしても医療機器にしても、日本は欧米に比べて薬事承認までの時間が長くかかるという問題があります。医療機器の場合、これを「デバイスラグ」といいます。一部の医療機器では諸外国の薬事承認から10年以上も後れを取っているものもあります。

現在、政府では国家戦略プロジェクトとして新医薬品・新医療機器の実用化促進に取り組んでおり、その一環として薬事承認の審査期間の短縮なども検討されています。

判定人

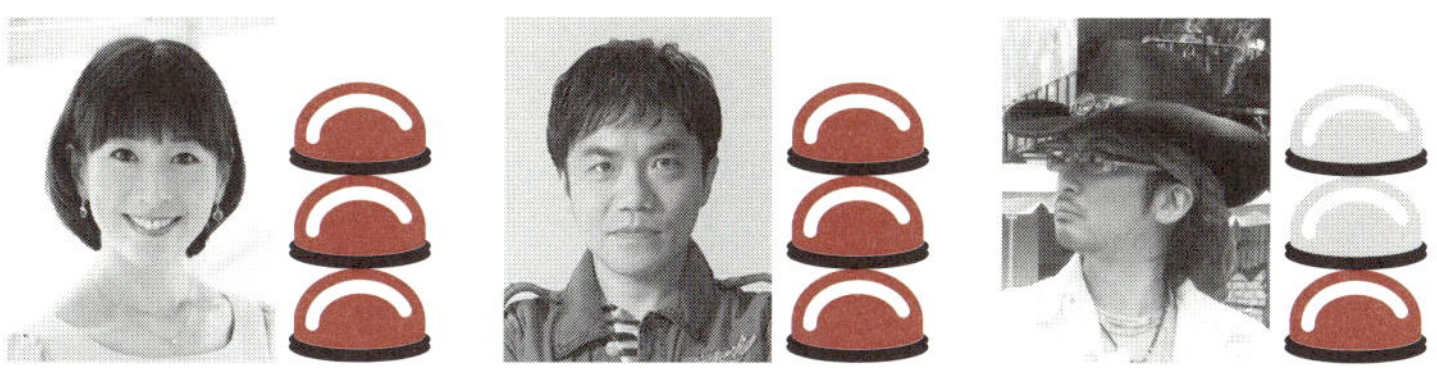

山本舞衣子さん　水道橋博士さん　奥田健次さん

トリビア41

腎臓の透析患者は日本国内に約30万人もいる

現在、自民党が中心となって難病対策、がん対策の充実が進められています。

難病では、助成の対象(現在45疾患)に加えて新たに11疾患を追加するなどの医療費助成や、難病の診断・治療方法の研究の拡充などが考えられています。がんについては、検診、予防ワクチン、放射線療法や化学療法、緩和ケアなどの充実がテーマになっています。

これに加えて、私は透析患者さんの負担軽減をなんとかサポートできないかと考えています。現在、日本国内には慢性腎不全で透析治療を受けている人がなんと約30万人もいるのです。

1か月の透析治療の医療費は、患者さん1人について約30万~40万円かかります。そのため、医療費の公的助成制度が確立しており、たとえば、医療保険の長期高額疾病(特定疾病)の保険給付として、透析治療の自己負担は1か月1万円(一定以上の所得のある人は2万円)が上限になっています。

経済面のサポートもさることながら、私は透析治療の医療インフラの整備のほうが気になります。

透析治療は基本的に週に2~3回のスケジュールを守らなければ、患者さんの生命にかかわります。そして、電気や水道、透析機器というインフラに大きく左右されます。東日本大震災ではこうしたインフラが破壊され、約1万人規模の〝透析難民〟が発生しました。こうした非常時はもちろんですが、患者さんの利便性を考えると、人工透析ができる医療機関をもっと増やして透析提供体制を整備すべきです。そのために病院に対して補助金を出すことを検討してもいいでしょう。

透析施設が近所にあると便利

透析施設はスケールメリットが期待されるので、規模が大きい透析施設ほど経営的に有利です。でも、週2～3回の通院が必要な患者さんの立場からすると、小規模でも近所に透析を行っているクリニックなどがあったほうがありがたいはずです。病院と診療所で透析報酬に差をつけるなどして、小規模の透析施設を充実させる必要があると思います。夜間や24時間対応の透析施設があればなおさら便利です。

1つのアイデアとして、画像読影センターや画像検査センターに臨床工学技士を常駐させて、透析施設を併設するという形も考えられるのではないでしょうか。透析治療と画像検査・血液検査などを1か所でできれば、患者さんの利便性は大きく高まると思います。

判定人

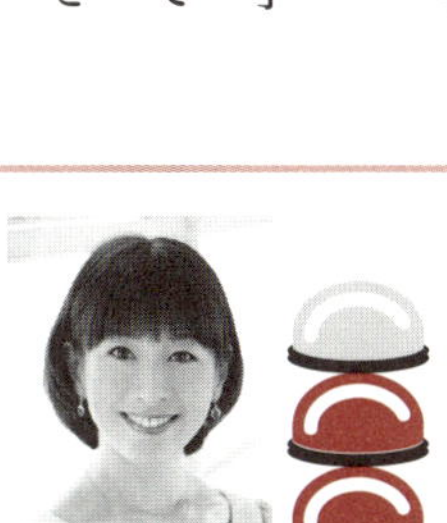
山本舞衣子さん

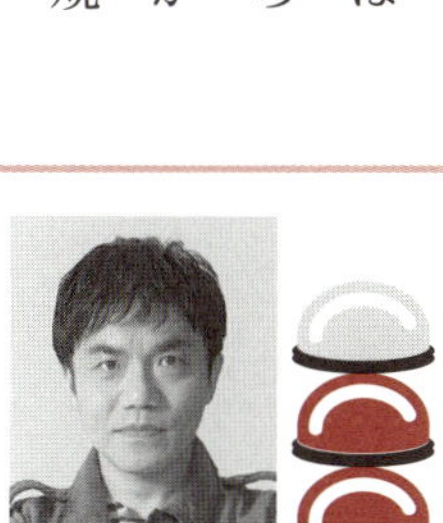
水道橋博士さん

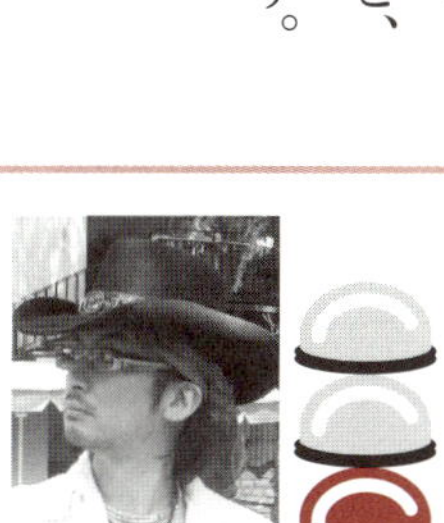
奥田健次さん

トリビア42

がんを根治させる放射線治療が登場した

40年近く前は、がんに対する放射線治療というのは症状緩和などのためにしか用いられませんでした。あるいは、放射線でがんを小さくして食事ができるようにするといった目的で行われていました。

「放射線治療を勧められたら死期が近い」というのが暗黙の了解でした。

従来の放射線治療は、2方向あるいは4方向から放射線を照射していました。でも、その方法では、がん細胞を殺すものの、その周辺の正常細胞に対しても放射線が照射されてしまうというデメリットがありました。正常組織に放射線が当たるとかえってがんができてしまうという2次がんの発生率が高まります。

ですから、放射線治療は抗がん剤と同様に両刃の剣だったのです。

しかし、時代は変わり、最近の放射線治療装置は技術進歩によりこうした問題を解決し、今ではがんの根治を目指すことのできる治療になってきました。

新しい放射線治療は、「より正確に、より多くの線量を腫瘍のみに集中し、かつ正常組織に当たる放射線を極力少なくする」ことをコンセプトとしています。これは、コンピュータの進歩により、詳細な放射線治療計画を立てることができるようになったこととも無関係ではありません。

こうした新しい放射線治療には次のようなものがあります。

照射位置のズレが少ない、画像誘導放射線治療（IGRT）

従来の放射線治療では、腫瘍の位置を皮膚につけたマーカーによって2次元的にとらえていました。そのため的確な線量を照射することが難しかったのです。しかし、画像誘導放射線治療（IGRT）の開発でこの問題が解決されました。

IGRTは、X《エックス》線やCT画像など治療前後の患者さんのX線画像情報を利用して、照射位置やそのズレを3次元的に把握し、常に正しい位置に合わせて照射できます。ズレをゼロにはできませんが、誤差を1〜2ミリ程度に抑えられます。

この技術が基礎になって、次に説明する定位放射線治療や強度変調放射線治療が可能になりました。

照射回数が少なくてすむ、定位放射線治療

腫瘍に対して多方向から集中的に照射して治療する放射線治療です。普通の照射よりもきめ細かに位置決めを行い、放射線を病変の形状に合わせて3次元的に集中照射します。これまでの方法よりも1回に照射する線量を多くして効果を高めており、照射回数が少なくてすみ、治療期間も短くなります。

この治療の対象は小さながんで、通常は3センチ以下の病巣がよい適応とされています。主に脳腫瘍に

対して行われてきた治療ですが、最近は肺がん、肝臓がん、脊髄の腫瘍などにも応用されています。

脳の病変をナイフのように切除するいわゆる「ガンマナイフ」はこの定位放射線治療の一種です。

線量をコントロールできる、強度変調放射線治療(IMRT)

コンピュータによって治療計画を立てて、放射線量をコントロールし、腫瘍にだけ放射線を集中して照射する治療です。定位放射線治療に加えて、放射線1本1本の線量をコントロールできるのが大きな特徴です。

IMRTは、前立腺がん、脳腫瘍などの「限局性固形がん」すべてに保険適用されています。とくに、前立腺や頭頸部のように、治療したいターゲットの近くに重要な臓器があるときに、病巣にだけ十分な線量を与えながら正常臓器の線量を減らせるよう、凹凸などの複雑な形状の部分の線量分布も計算して治療する方法です。

腫瘍の動きにも対応する、4次元放射線治療

肺や肝臓など呼吸などによって体内で動く臓器の腫瘍に対して、時間の変化もコンピュータで計算した上で、動きのタイミングに合わせて狙い撃ちすることで、がん細胞にだけ精度よくピンポイントで放射線を集中して照射する治療です。

呼吸波形が安定している呼気にタイミングを合わせて照射する「呼吸同期照射」や、呼吸などによる病

巣の移動を治療ビームがミサイルのように追いかけて、ターゲットの位置を予測する「動体追尾照射」といった最新テクノロジーが応用されています。動体追尾照射には、実際にミサイルの追撃システムが応用されているんですよ。

4次元放射線治療というのは、その名のとおり腫瘍の動きという「時間」までを考慮し、4次元で把握して照射するのが最大の特徴です。

日本発の技術、重粒子線治療

一般的な放射線治療は主にX線を使用したものです。X線による放射線治療を行う場合には、X線の通り道である正常組織が耐えられる限界の線量を考える必要があります。

一方、重粒子線治療というのは、放射線の中でも電子より重い粒子線である「重粒子線」を使った治療です（図4参照）。その中でもとくに炭素イ

図4　重粒子線を使った放射線治療

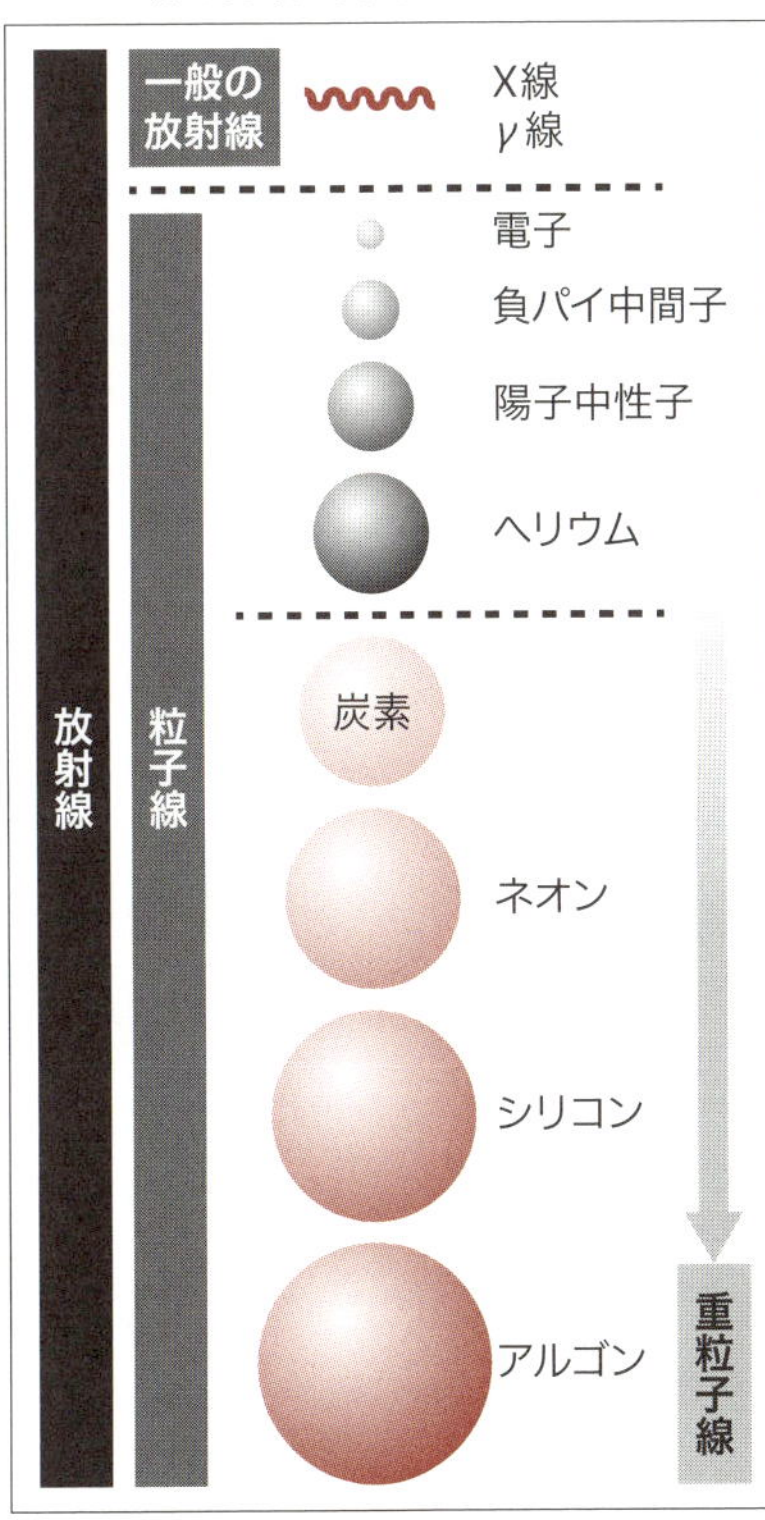

〈公益財団法人医用原子力技術研究振興財団の資料を参考に作成〉

オンが活用されています。

粒子線には、X線と違い、体の中をある程度進むと高いエネルギーを急激に周囲に与え、そこで消滅するという性質があります。その性質を利用すると、病巣部のまわりだけに高いエネルギーを与え、正常組織に当たるエネルギーを少なくするように調整できるのです。

重粒子線治療では、重粒子線を光の速度の約70%まで加速させて照射し、体の深いところのがんにダメージを与えます。X線治療では、体内の奥に入っていくほどパワーダウンしますが、重粒子線治療ではパワーのピークを設定できるので、がん病巣を最大パワーで狙い撃ちできます。

重粒子線治療法は、放射線医学総合研究所が世界に先駆けて運用に成功した日本発の技術です。1994(平成6)年から2013年8月までの間に7500名以上の患者さんの治療に成功しています。前立腺、骨・軟部、頭頸部、肺などのがんの患者さんが多くを占めています。

とくに、骨肉腫など体内の深いところのがんに対する効果に期待が寄せられており、国際的にも注目されている放射線治療です。

日本国内では現在、群馬、千葉、兵庫、佐賀の4県に重粒子線治療施設があり、2015年度中に神奈川県にもオープンする予定です。

判定人

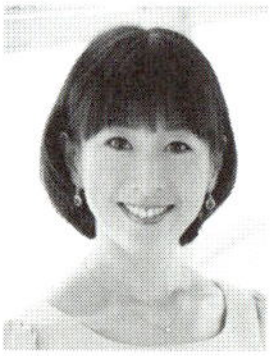
山本舞衣子さん

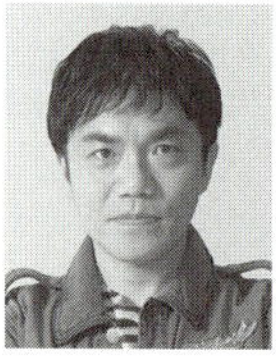
水道橋博士さん

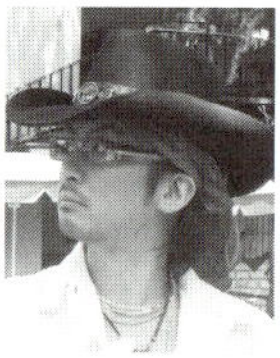
奥田健次さん

治療

トリビア43

日本は放射線治療を受ける人が欧米より少ない

日本人のかかるがんの傾向は近年大きく変わりました。

1960（昭和35）年に半数を占めた胃がんは減少し、食習慣の変化などにより、肺がんや大腸がん、結腸がんなどの欧米に多いがんが日本でも急増しています。また、男性では前立腺がんが60代後半から増加、女性では乳がんがとくに50代で増加しています。

そして、放射線治療がとくに有効なのは、近年増加している肺がんや前立腺がんだといわれます。現在、根治を目的に放射線治療が行われているがんは、子宮頸がん、前立腺がん、膀胱がん、食道がん、乳がん、肺がん、頭頸部がん、脳腫瘍などです。

放射線治療を受けるがん患者数は、日本はアメリカ、ドイツの半分以下

ところが、放射線治療装置が飛躍的な進歩を遂げているにもかかわらず、2009（平成21）年のデータによると日本では放射線治療を受けるがん患者さんはわずか29％です（図5参照）。これに対して、アメリ

カではがん患者さんの66%、ドイツでは60%、イギリスでは56%が放射線治療を受けています。

日本で放射線治療を受ける人が少ない理由としては、唯一の被ばく国であるため「放射線」という言葉に対して得体の知れない恐怖を抱く人が多いことと、前述したように放射線治療は末期がんの治療というイメージがあるためだと考えられます。放射線腫瘍医の数が少ないことも1つの要因といわれています。

ちなみに、前掲(61ページ)したOECDのデータで、人口100万人当たりの国別の治療装置の保有台数を見てみると、C

図5　がん患者のうち放射線治療を実施している患者の割合(併用も含む)

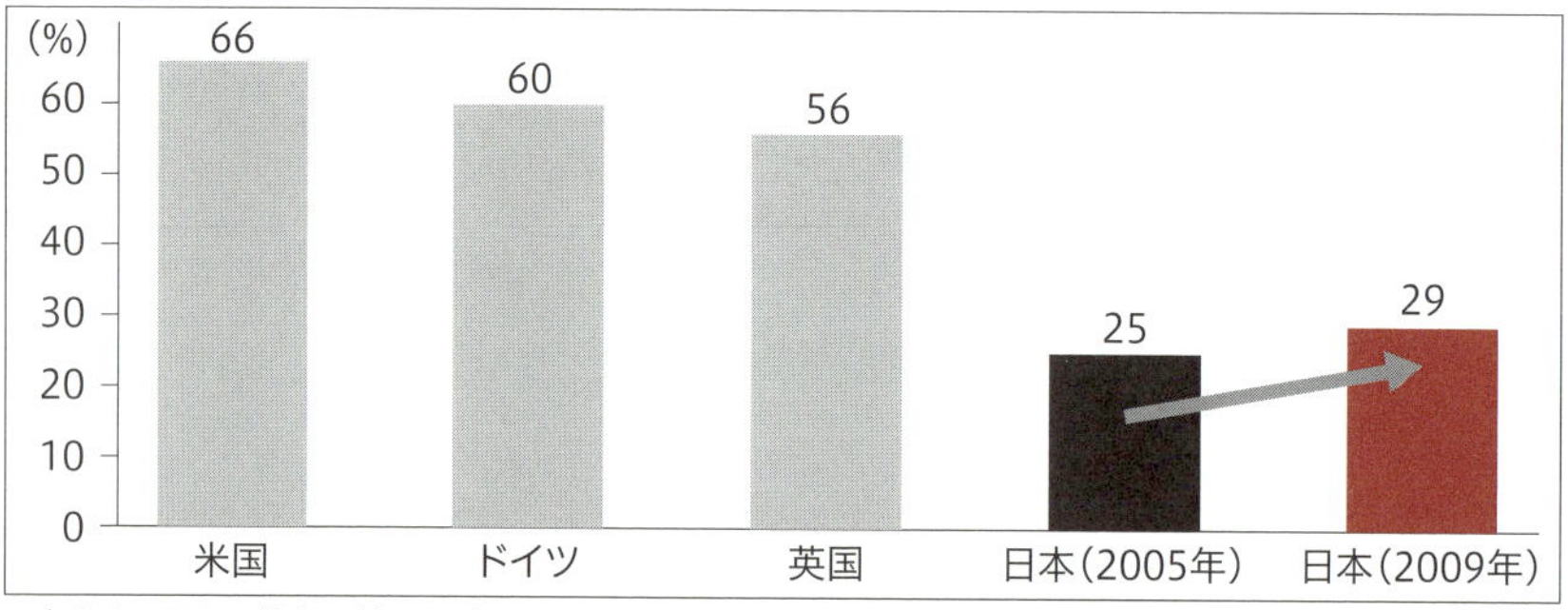

※左から4項目の数字は第3回がん対策推進協議会資料(2007年5月9日)より。右端項目の数字は地域がん登録全国推計(2006年)および日本放射線腫瘍学会2009年構造調査より作成。
〈出典:厚生労働省ホームページ〉

図6　放射線治療を実施している患者数、医師数の年次変化

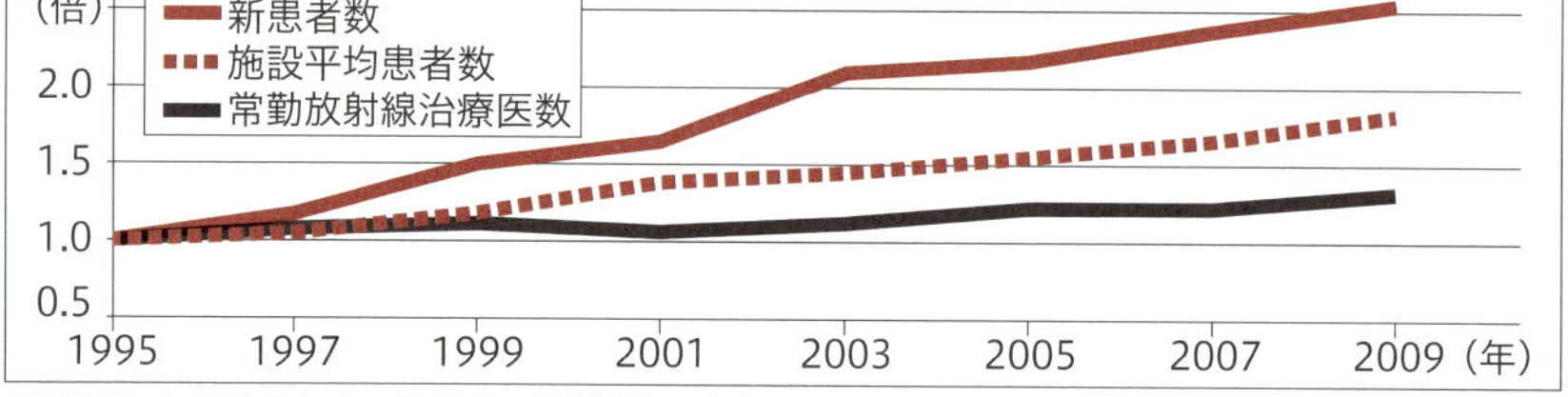

※1995年を1としたときの倍率〈日本放射線腫瘍学会調べ。出典:厚生労働省ホームページ〉

T、MRIではダントツだった日本ですが、放射線治療装置では第10位で7台となっています。
　欧米に比べて日本の遅れは否めませんが、1995年と比べると放射線治療装置数は約2倍に、放射線治療を受ける患者数は2・5倍以上になっています(図6参照)。
　最近、とくに重粒子線治療を中心に、放射線治療を受ける人は増えています。日本ではこれから急速な高齢化が進むこともあり、10年後には現在の2倍の需要が発生するものと見られています。

判定人

山本舞衣子さん

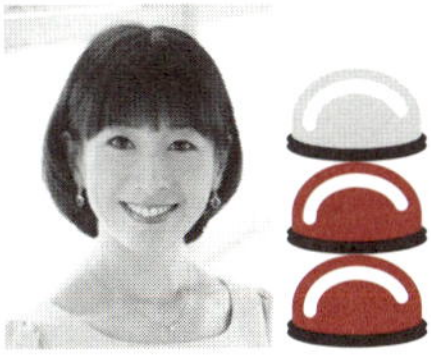

水道橋博士さん

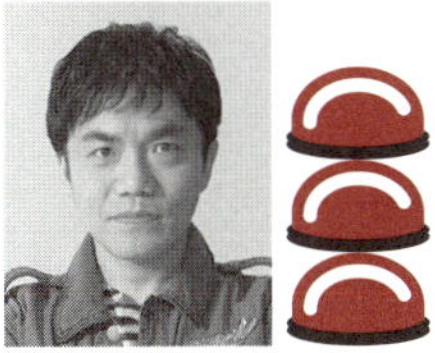

奥田健次さん

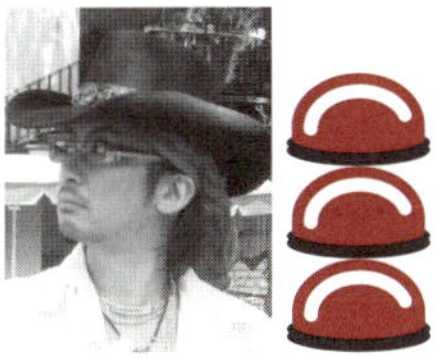

判定を終えて

看護学生だった頃、診療放射線学についても学んだのですが、今回のトリビアは目から鱗でした!
より的確な診断のために、診療放射線技師の皆さん、これからも頑張ってください!

医療番組の司会を6年ほどやっていますが、初耳の情報がたくさんありますね。
人間ドックには毎年通っていても、結果を聞くだけで、過程や機器については知らないことが多いのだな～と思い知らされました!

法整備が遅れているってのが日本らしいなあと。自分の仕事関係で言えば教育分野です。家庭や学校での教育に対する法的な介入を避け、家庭任せ、学校任せにするのは問題があると、そろそろ気づこうよ。医療のこの分野も同じような側面があるのかなあ。

コラム

医療と消費税

私たち国民は消費税を支払って生活しています。ただ、すべての消費生活に消費税がかかるわけではありません。分野別では、医療、教育、福祉については非課税であることはよく知られています。

この3領域には消費税自体が存在しないように誤解されがちですが、実際にはその提供者が、最終消費者に代わって消費税を負担していることをご存じでしょうか。医療で言えば、医療機関には医薬品や医材料の仕入れ、医療機器や医療システムの購入などに対して消費税の支払いが課せられています。

たとえば1億円の高額医療システムで言うと、消費税（8%）は800万円、近い将来10%になったら1000万円もかかります。医療機関の収入の大部分は社会保険診療報酬ですが、これは公定価格であり、消費税負担額を価格に転嫁できません。そのことが医療機関の経営状況を非常に厳しいものにしています。

そのため、医療機関では購入する医療システムの機能や価格を抑えたり、購入を延期したり、あるいは購入自体をあきらめたりすることがあります。これはイコール、患者さんが最先端の医療を受けられない状況が発生する可能性があるということで、私は残念でなりません。

私は、消費税率が一律であることに問題があると思っています。高額医療機器や医療システムの消費税については、検査・治療に使う頻度や、その重要性に応じて慎重に検討すべきではないでしょうか。患者さんが最高のシステムで検査を受けられる体制を可能にすることが、患者さんの生命を助けることにもつながるのですから。

PART 2

対談

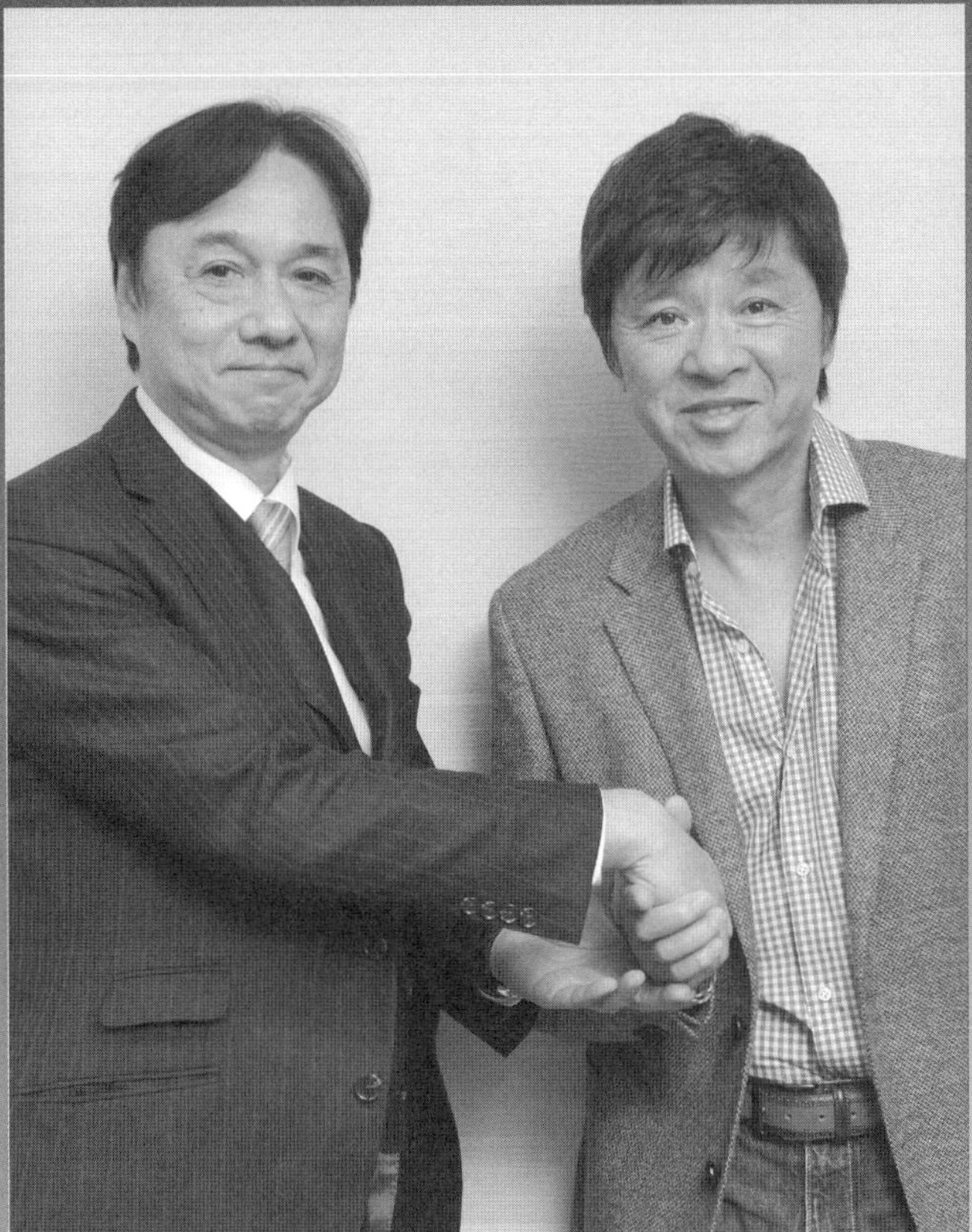

著者

西城秀樹さん（歌手）

対談

二度の脳梗塞を乗り越えて「ありのままに生きる」という境地へ

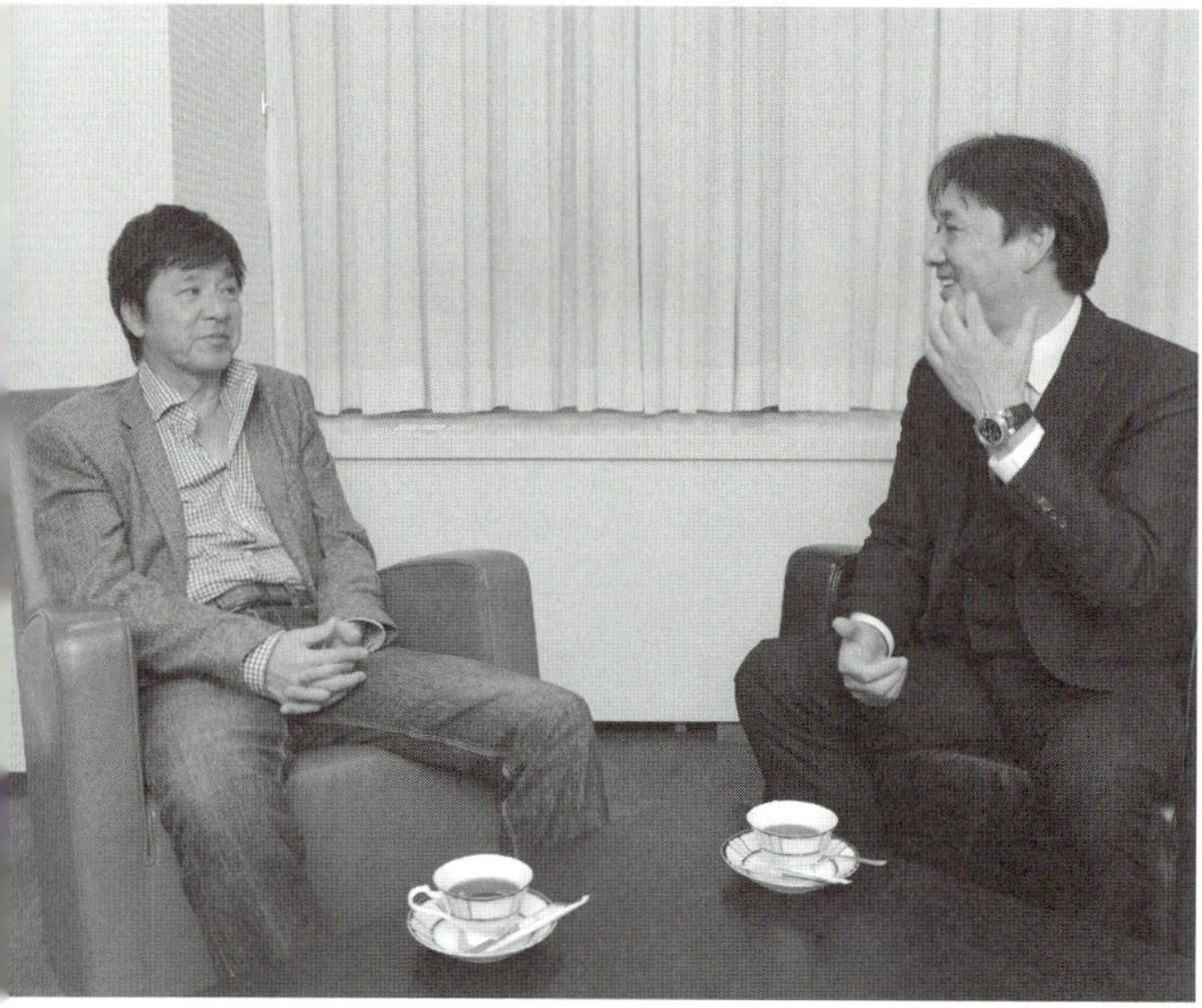

西城秀樹さん（歌手）

1955年、広島市生まれ。1972年、「恋する季節」でデビュー、「情熱の嵐」「傷だらけのローラ」「YOUNG MAN（Y.M.C.A）」「ギャランドゥ」などヒット曲多数。2003年、2011年に脳梗塞を発症。現在、月刊「清流」で連載中。1女2男の父。写真左。

聞き手 畦元将吾（著者）

1970年代から日本の音楽シーンで活躍してきた西城秀樹さんは、私にとって同郷・広島での高校の先輩であり、かねてからの大ファンだった。そんなご縁もあって本書の目玉の一つとしてこの対談が実現したことに感謝したい。

西城さんは2003年、2011年と二度の脳梗塞という試練に見舞われた。右半身麻痺と軽度の言語障害の後遺症が残ったが、現在ではリハビリを継続しながら仕事に復帰し、大好評の全国ツアー「同窓会コンサート」などでファンに元気な姿を見せている。

壮絶な闘病体験と医療への眼差し、現在の心境などについて率直にお話しいただいた。（畦元）

異変を感じて受診したがCTスキャンでは「異常なし」

畦元　最初に脳梗塞が発見されたときの状況について教えていただけますか。

西城　2003年6月20日、僕はホテルのディナーショーの仕事で韓国・済州島にいました。ホテルの部屋に案内されたとき、少しだるさを感じたので、サウナで汗を流すことにしました。疲れているときや気分がすぐれないとき、サウナに入るとすっきりすることが多かったからです。

サウナから戻ってくると強烈な眠気とだるさに襲われました。

翌朝、起きて顔を洗っていたときに、洗面台の鏡に映った自分の顔に違和感がありました。左の頬が右側に比べて少し下がっているように思えたのです。だるさも全く解消されていません。明らかに異変を感じたのでマネージャーを呼んだところ、「呂律《ろれつ》が回っていないし、言葉が引っかかっている感じがする」と言われました。

畦元　それですぐに病院を受診されたのですか。

西城　どこの病院へ行ったらいいかもわからず、東京の慶應病院に勤めている知り合いの北村医師に電話で相談したのです。

僕の訴えを聞くと、「脳梗塞の疑いがあります。近くの病院へ一刻も早く行ってください」と即答されました。彼は脳の専門医ではありませんが、僕の症状から真っ先に考えられるのは脳梗塞の発作だとのことでした。脳梗塞など考えてもいませんでしたし、何の知識もありません。まさに青天の霹靂《へきれき》でした。

ともかく近くにある病院へ向かいましたが、脳の専門医は不在で、若い女医さんが診察してくれました。彼女の勧めで脳のCTスキャンを撮りましたが、「何も異常はありません」とあっさり言われました。でも、「そんなはずはない」と思ったので、その場で北村医師に電話をして女医さんと直接話してもらいました。すると、説明を受けた女医さんは、簡単に前言を翻して「脳梗塞の疑いがありますね」と言ったのです。

畦元　脳出血はCTでほぼわかりますが、脳梗塞の場合は、発症してから一定の時間が経っていないとわからないことがあります。脳梗塞がCTでわかるようになるまでには、少なくとも発症から数時間以上かかる場合が多いといわれているんですよね。

でも、CTよりもMRIのほうが小さな梗塞や発症まもない梗塞でもほぼ見つけられます。その病院にMRIはなかったのでしょうか？

西城　なかったのだと思います。

畦元　慶應病院の医師に電話なさってよかったですね。そうでなければ対応が遅れていたかもしれません。結局、そのまま入院されたのですか。

西城　そのとき僕が最も気になっていたのは病気ではなく、ディナーショーのことでした。女医さんには「脳梗塞の疑いがある以上、ここから出られません」と言われましたが、僕は「自分の意思・責任でこの病院を出ます。このあと、どんな症状になろうとお宅の病院には一切迷惑をかけません」と宣言して病院をあとにしました。

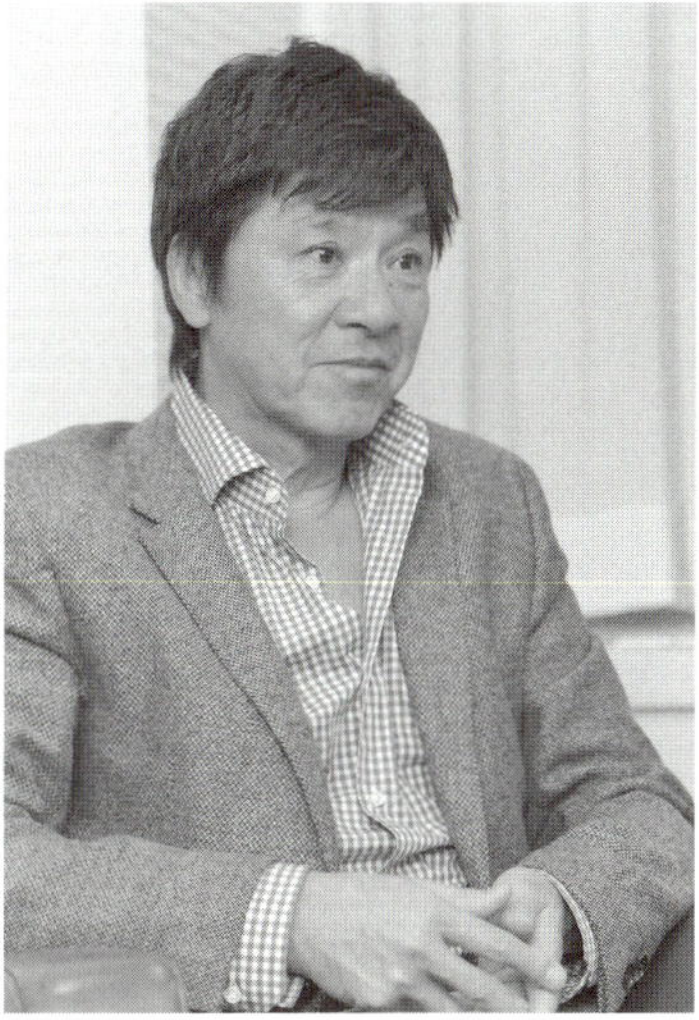

問題はどうやってディナーショーを行うかでした。再び北村医師に相談すると、「とりあえず、薬局で売っている小児用バファリンを飲んでみてください」と言われました。

バファリンは解熱鎮痛薬ですが、成分に含まれているアスピリンには、血をサラサラにして凝固を防ぐ効果があるということでした。ただ、ケガをしたりすると血が止まりにくくなってしまうので、1回の用量の少ない小児用を指定してくれたようです。

こうしてバファリンで応急処置をして僕は無事ディナーショーを終えることができたのです。

精神的ダメージが大きかった
8年後の二度目の脳梗塞発症

畦元　その後、脳梗塞の確定診断は日本で受けたのですか。

西城　ええ。予定より早く帰国して空港から慶應病院へ直行し、そこで初めてＭＲＩ検査を受けました。画像を見ると脳のほぼ中心の深いところに7ミリ大の白く球状のものが映っていました。診断は「ラクナ梗塞」でした。脳の細い末梢血管が徐々に詰まり、そのあとに機能しなくなった脳組織の一部が小さく空洞化するというタイプの脳梗塞です。

畦元　ラクナ梗塞はＣＴで見つけるのは難しく、ＭＲＩ検査のほうが見つかりやすいことが多いですね。検査にはそれぞれ得手、不得手があり、その検査でしかわからないことや限界があります。

西城　そうらしいですね。あとになって北村医師が「ＣＴスキャンに比べてＭＲＩは情報量が何十倍もあって、細かい変化も見逃さない」と教えてくれました。

畦元　その後の経過はどうだったのですか。

西城　最初は軽い梗塞と診断されていましたが、数日のうちに悪化し、入院中は一進一退の経過をたどりました。その後、手足の動きが悪く、喋りにくいといった症状が続きましたが、幸い後遺症は残りませんでした。

ショックだったのは二度目の発症です。

畦元　最初の発作から8年後の2011年の冬でしたね。

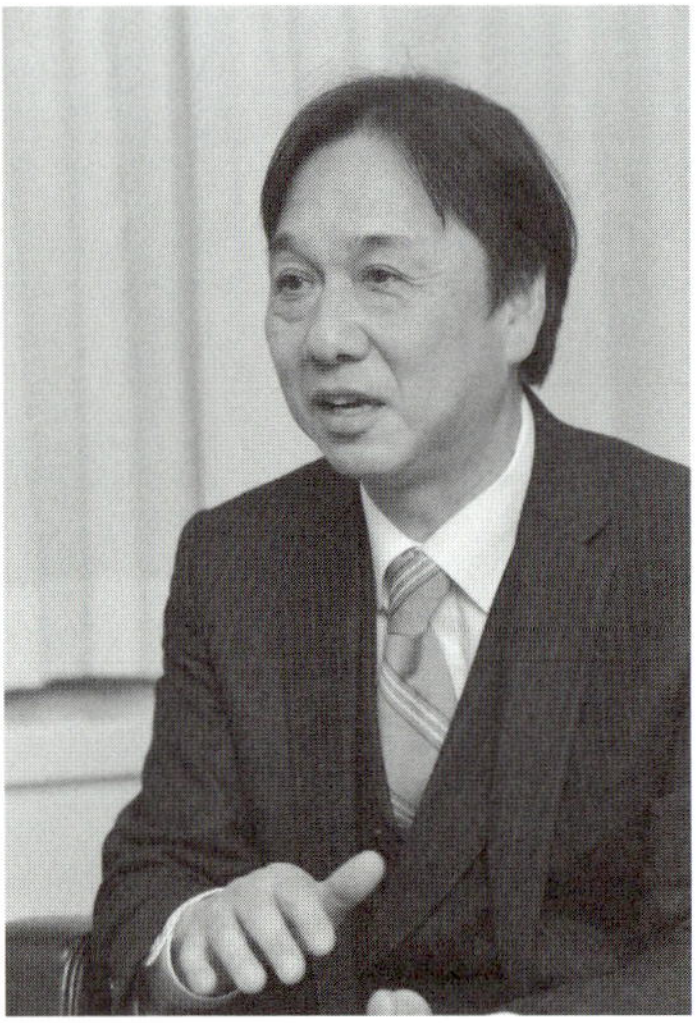

検査を二度受けてよかった！でも構音障害と運動障害の後遺症が

西城　その年のクリスマスイブに開かれるディナーショーが間近に迫ったある朝、近所を歩いていたときに足取りがおかしくなりました。酔っているわけでもないのに千鳥足になっているような感じです。そのうち右手右足に力が入らなくなり、身体のふらつきを覚え、階段から落ちてしまったんです。

慶應病院を受診してMRIを撮ったのですが、最初は異常が見つかりませんでした。しかし、「ふらつきがあるのはおかしい」ということで念のために入院し、翌朝MRIの再検査を受けたところ、「脳梗塞の再発」を宣告されたのです。

畦元　梗塞の大きさにもよりますが、MRIでも病巣が映らないことも稀にあります。時間が経過して発見されることも少なくないので、最初の検査で異常が見つからなくても、症状があれば再検査をすることもあります。

西城　たしかに、画像検査は1回ではなく2回以上受けたほうがいいと思いますね。あのまま発見が遅れたらどうなっていたかと怖くなります。ただ、運良く見つかったのはいいのですが、二度目の発症は詰まった場所が悪く、構音障害と片側の運動障害の後遺症が残ってしまった。

脳梗塞は発見されて2、3時間以内に血栓を溶かす治療をすれば回復が良いと言われますが、それは非常に難しいことだと思います。

畦元　おっしゃるとおりです。脳梗塞はたしかに時間との戦いですが、発症してから数時間のうちに専門病院に搬送されたら運がいいと言っていいでしょうね。

西城　僕の場合も、異常を感じたのは朝でしたが、

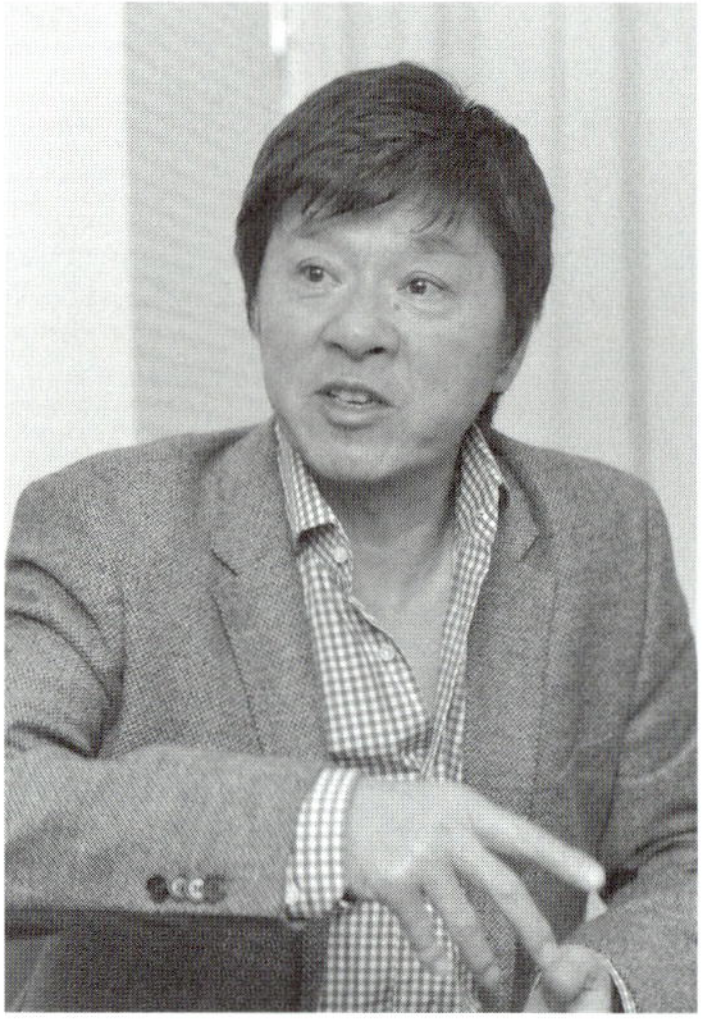

その日仕事があったので病院に行くことができたのは夜になってからでした。
　ともかく、同じ脳梗塞に二度なるとは思ってもいませんでした。「どうして、また……」というのが正直な感想でした。一度目のときは病気のことを何も知りませんでしたが、その後に自分でいろいろ調べて勉強して、食べものや運動など生活には気をつけてきたつもりでした。努力したのに再発したということがよけいにショックでね、半年間は立ち直れなかった。
　なぜ再発してしまったのかと医師に聞いたところ、「寒暖の差」が引き金になったのではないかとのことでした。
　実は、検査を受けてわかったのですが、僕はもともと血管が細く、血液が濃いので脳梗塞を起こしやすい体質らしいのです。そういう体質の人には寒暖の差は敵なのだとか。暖かい部屋から急に寒い屋外へ出たり、風呂から上がって冷えている部屋へ移動したりしたときに発作が起こる場合も少なくないそうです。

畦元　たしかに二度目の発症は冬でしたし、血管の収縮が関係あるのでしょうね。

西城　威張れた話ではありませんが、二度も同じ病気になり、脳梗塞には詳しくなりました。しかし、この病気のやっかいさを知ったことで、恐怖も強くなりました。最初の発症よりも二度目は明らかに症状が重く、構音障害とともに、脳の運動を司る神経に近い場所が詰まったので身体の動きにも前より強い影響が出ました。

2012年には仕事を再開しましたが、今も治療やリハビリを続けています。

大切な家族の存在が過酷なリハビリを続ける力に

畦元　今、生活面ではどんなことに気をつけていらっしゃいますか。

西城　血液がドロドロにならないよう食生活には注意していますし、妻が常に食事の栄養バランスを考えてくれています。それから、水を最低でも一日に1・5〜2リットルは飲むようにしています。脳梗塞の再発予防に水分は欠かせません。水分を常に補充していないと細い血管が詰まりやすくなるそうです。

実は最初の脳梗塞を発症する半年ぐらい前から、僕はジム通いをして過激なトレーニングをしていました。しかも、ジムで運動しサウナを出るまで水分補給をほとんどしませんでした。脱水症から脳梗塞を起こすなんて当時の僕は全く知らなかったんです。

畦元　現在どのようなリハビリをされているのですか。

西城　毎朝9時には公園に行って歩く練習をすることを自分に課しています。朝は筋肉が硬くなっていて最もつらい時間帯ですが、その最もきつい時間帯にやることが逆に効果的だとわかってきたからです。公園を歩いていると声をかけてくれる方もいて、人の温かさを感じます。

それから、ストレッチも毎日行っていますし、言葉の練習のために本の音読を1時間やるようにしています。もちろん歌もトレーニングになる。半音上のキーが出るようになるだけでとても嬉しく感じます。

畦元　脳梗塞後のリハビリは、単純に体を動かすというよりも脳を刺激することが大切なのでしょうね。

西城　脳からの指令を出すことを意識しながらリハビリをしています。体ではなく脳を鍛えるのが目的なので、がむしゃらにやっても効果がないそうです。

畦元　リハビリはまさに闘いです。口で言うのは簡単ですが、その厳しい闘いを毎日継続するのは大変なことで強い意志が必要です。本当に頭の下がる思いです。

西城　リハビリは効果が出るのに何年もかかりますし、進歩が自分ではなかなか目に見えません。それが厳しいところです。正直、心が折れそうになることもありますよ。

それでも、続ければ少しずつですが確実に良くなっていくと信じています。

畦元　そうした自分との闘いを続けていく原動力になっているものは何ですか。

西城　家族の存在ですね。家族のためにも早く良くならなければと思います。とくに子どもが大きくなるまでは頑張りたい、と。

チーム医療のメンバーに何でも相談できることの安心感

畦元　今も定期的に通院して検査を受けていらっしゃるんですよね。

西城　病院へは2か月に一度通っています。MRIなどの大きな検査は半年に一度くらいの割合で受けています。検査して何も異常がないとやはり安心します。

畦元　2003年当時と比べると最近はMRIも非常に進歩しています。そういった変化を感じることはありますか。

西城　検査機器の進歩や変化に患者として気づくことはなかなかありません。ただ、一度こんなことがありました。あるクリニックでMRIを撮ったときに脳の動脈が細くなっていると言われて不安になったので、その画像を持って慶應病院へ行ったところ3Dで見せてくれました。

幸い、とくに異常はありませんでした。2Dと3Dでは見え方が全然違うことに驚きました。

畦元　画像検査について、もっとこうしてほしいといった注文はありますか。

西城　いえ、特別には。MRI検査のときに、「あぁ、またあの狭いところに入らなければならないんだ」と思うくらいです。

畦元　MRIは音もうるさいですから、ストレスになると思います。医師など医療従事者への要望はいかがですか。

西城　主治医が丁寧に説明してくれるのでありがたいと思っています。医師だけでなく、何でも相談できる医療チームのメンバーがたくさんいるほど患者は安心できますね。

畦元　病気をされる前後で人生観や考え方など変わった点はありますか。

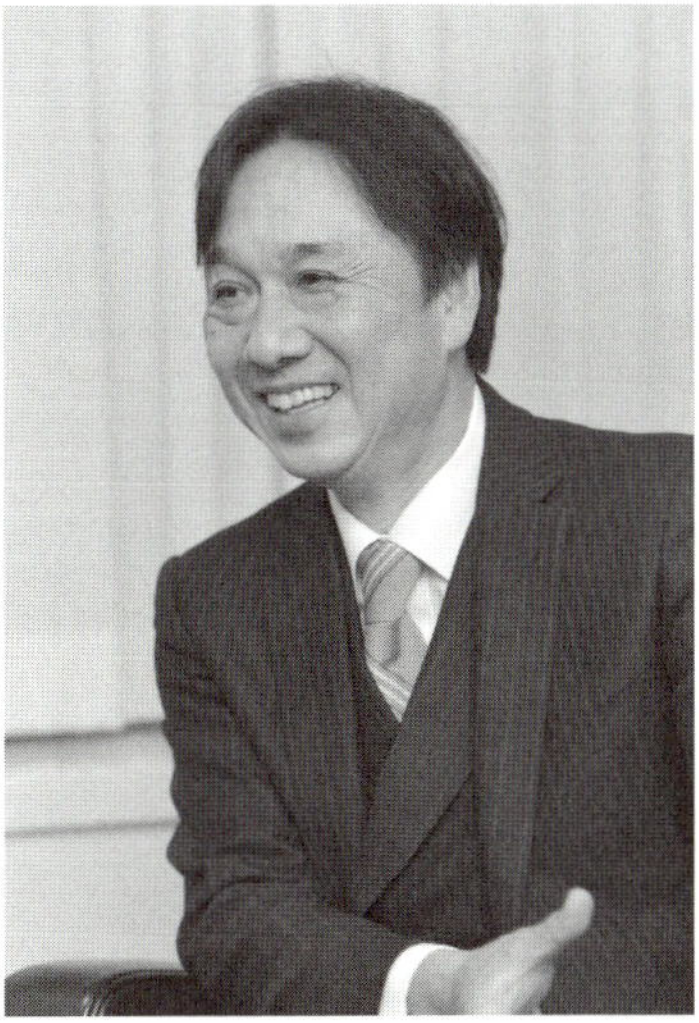

「七・五の人生」を悔いなく前向きに生きる

西城　若い頃は我も強かったし、100%の力で走っていました。でも、今は何事も控えめが美しいと思うようになりました。最近、講演などでよく「七・五の人生」ということを話します。腹八分目と言われますが、健康のためには七・五分目くらいがちょうどいい。食事に限らず、生活からぜい肉をそぎ落として「七・五の人生」を全うしたいと思います。

病気をして、考え方は180度変わりました。以前の自分と今の自分とを比べても仕方がありません。僕に残された道は、前を向いて今できることを一つひとつ積み上げていくだけです。「西城秀樹」という鎧を脱いで、ただの一人の人間としてありのままに生きていこう。それが今の心境です。

そんな僕の気持ちを込めたのが、2冊目の著書『ありのままに――「三度目」の人生を生きる』です。「ありのまま」は「アナと雪の女王」よりも僕のほうが先なんですよ(笑)。

畦元　最近は全国を回っての「同窓会コンサート」も大変好評です。僕も含めて、ご活躍の様子を見て勇気づけられているファンがたくさんいると思います。これからも病気を乗り越えて頑張っていらっしゃる姿をぜひ見せてください。

今日のお話には、読者の方々にとっても日常生活において注意すべきこと、心がけるべきことがたくさんちりばめられていました。ありがとうございました。

PART 3

鼎談

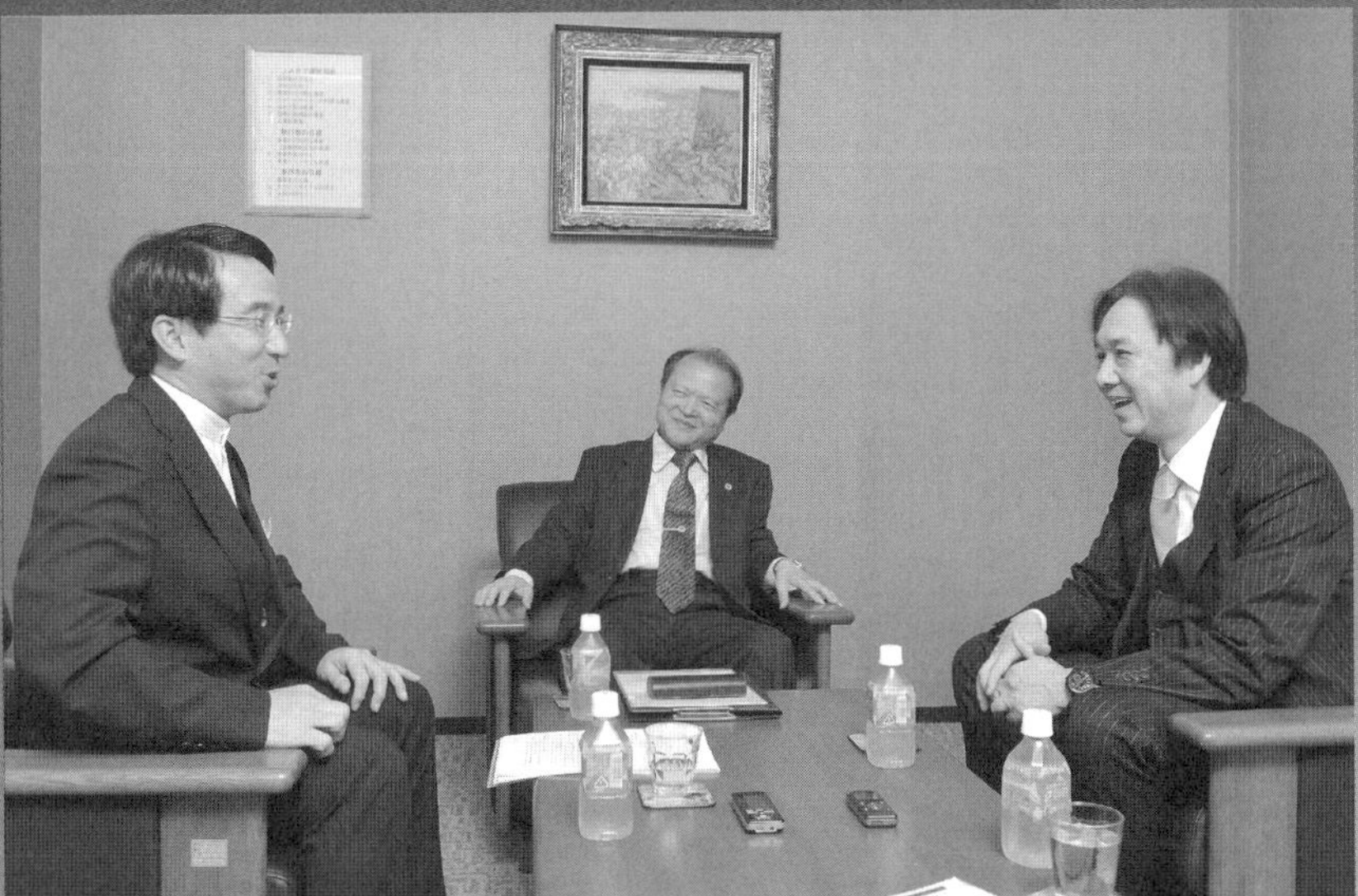

左から森田照正さん、中澤靖夫さん、著者

鼎談

「医用画像」が描く私たちの健康と医療の未来

出席者

中澤靖夫さん
（公益社団法人日本診療放射線技師会会長、昭和大学大学院教授）

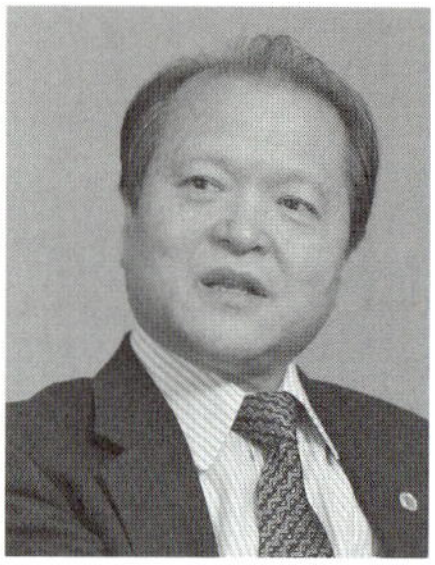

1951年新潟県長岡市生まれ。1976年中央医療技術専門学校卒業、1998年放送大学教養学部卒業。
1973年昭和大学入職、2012年より昭和大学大学院保健医療学研究科診療放射線領域教授。2010年より公益社団法人日本診療放射線技師会会長。医学博士。監修書に『診療放射線技師　読影ノート腹部編』『同・骨軟部編』（医療科学社、2014年）など編著書多数。

森田照正さん
（医師、順天堂大学医学部心臓血管外科准教授）

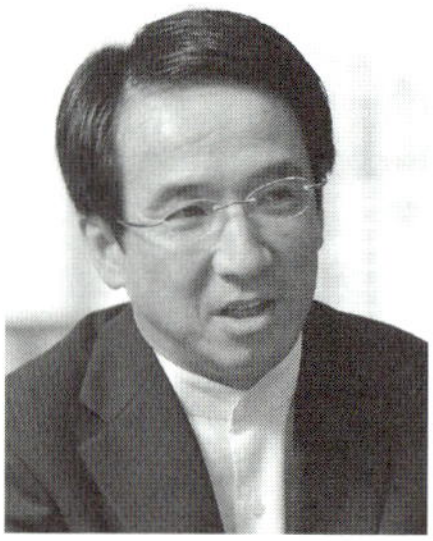

1961年広島県福山市生まれ。1987年岡山大学医学部卒業、医学博士。
同大学第二外科、米国メイヨークリニック等の勤務を経て、2009年順天堂大学浦安病院心臓血管外科准教授、2010年より順天堂大学心臓血管外科准教授。専門は成人心臓外科、低侵襲心臓手術、心臓イメージング。医療ドラマ「医龍3」「医龍4」「サマーレスキュー ～天空の診療所～」等の医療指導を務めた。

畦元将吾
（著者）

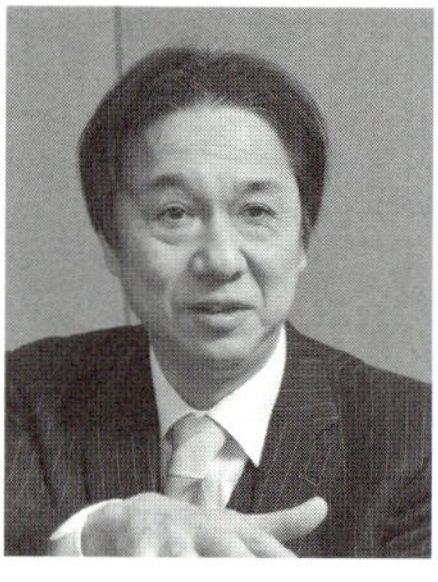

現在の医療では、医用画像を活用した診断・治療が大きな比重を占めている。医療現場の最前線でそうした医用画像の進歩を肌で感じてこられたお二人をお迎えした。

お一人は、昭和大学大学院保健医療学研究科診療放射線領域教授であり、公益社団法人日本診療放射線技師会会長を務める中澤靖夫氏。もうお一人は、リアリティを追求した医療ドラマ「医龍」の医療指導を行った順天堂大学医学部の心臓血管外科医・森田照正氏である。そして私は診療放射線技師として病院勤務をした後、医用画像の解析ソフトウェア会社を起業した身である。

医師と診療放射線技師というそれぞれの立場から、医用画像による診断・治療の現在と未来について縦横に語り合った。

（畦元）

70年代のCTスキャンの登場が医用画像のデジタル化への転換点だった

畦元 近年の医用画像の進歩には目を見張るものがあり、診断だけでなく治療にも欠かせないものになっています。

私が診療放射線技師の教育を受けた1970年代後半は、CTが登場した頃でした。MRIは開発前後でしたので、大学では講義すらありませんでした。当時のCTは180秒かけて1枚しか撮れませんでしたが、今ではその何分の1かの時間で全身が撮影できてしまいます。とくにこの20年、画像診断をめぐる状況は一変しました。

中澤会長は近年の画像診断機器の進化について、どのような感慨をおもちですか。

中澤 最もインパクトがあったのはやはりCTの登場でした。CTは1972年に開発され、世界に一大センセーションを巻き起こしました。CTの導入は、医用画像がアナログからデジタルに変化するターニングポイントであり、あそこから今に至るモダリティ（各種検査装置）の進化が始まったのだと思います。

画像診断機器が普及するにつれて医師の専門領域もどんどん広がっていきました。たとえば循環器の分野では、60年代には心臓を観察するのに、16ミリ映画のシネフィルムを用いてX《エックス》線透過情報をX線テレビに入力し、検査中にそれをモニターする方法がとられていました。70年代になると心臓カテーテル検査が広まりました。最初は冠動脈の状態を観察しているだけでしたが、その後、X線で心臓の動画像を撮影できるようになりました。

おそらく森田先生も当時、そうした画像検査の進歩を目の当たりにしながら研修されていたのではないですか。

森田　おっしゃるとおりです。私の場合、臨床の現場に出て最初の放射線検査との接点は心臓カテーテル検査でした。

心臓カテーテル検査は、手や足の動脈から体の中にカテーテルを入れて、血管の中を通して先端を心臓の冠動脈まで進め、造影剤を流してX線で冠動脈の状態を動画で撮影する検査です。実際に手掛けるようになり、動脈に針を刺しカテーテルを入れて行うため、患者さんの負担が大きいことにも驚きました。駆け出しの頃はシネフィルムをセッティングするのも私たちの仕事でした。重いし、場所を取るし、冠動脈の病変部を評価する操作もひと苦労でした。

中澤　1981年には、小倉記念病院の循環器内科医（当時）・延吉正清先生が、心臓カテーテルの先端に付けた風船で狭心症や心筋梗塞を起こした血管を広げる心臓カテーテル治療を初めて行いま

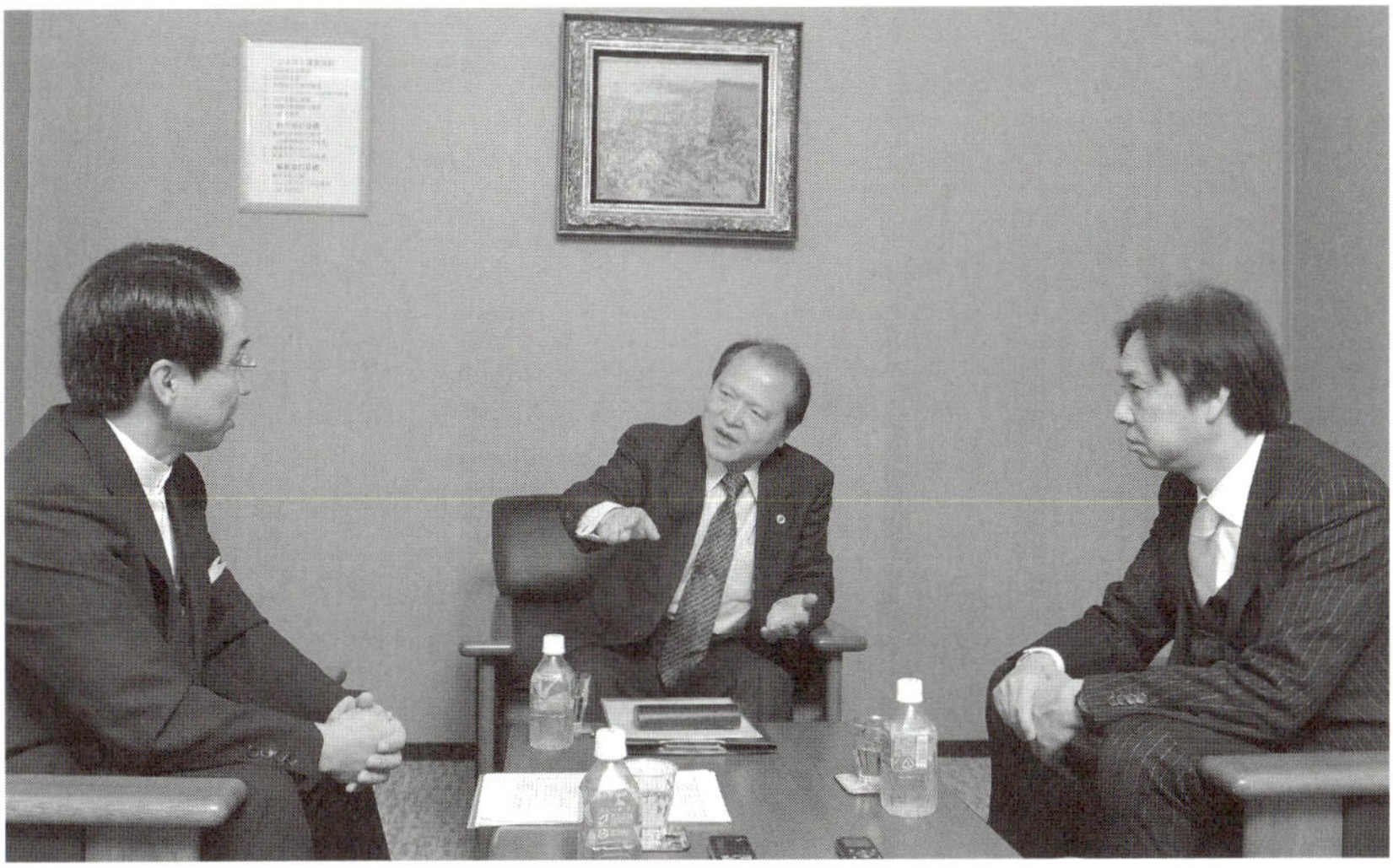

した。それ以降、心臓カテーテルは外科医から循環器内科医の仕事にシフトしていきます。

畦元 私も広島市民病院に勤めていた頃、心臓カテーテル検査に携わっていました。たしかに最初は外科医が立ち会うこともありましたが、そのうちに内科医や放射線科医が行うようになっていきましたね。

シネフィルムの時代は、現像するときの温度管理が大変だったという記憶もあります。

中澤 循環器内科の先生が心臓カテーテルを手掛けるようになって、この分野は飛躍的に発展しました。

画像診断機器の進歩がもたらした病変が「見えすぎる」という〝副作用〟

畦元 画像診断機器の進歩は、医師の仕事内容などもだいぶ変化させたと思いますが？

森田　親しい放射線科医は、画像診断機器が発達して診断能力が上がったために、「見えすぎて困る」と言っていました(笑)。

詳細に見えるからこそ診断精度は上がっていますが、見方を変えると、それまではとくに問題とされなかった変化についても検査所見として問題視せざるを得なくなったのです。

中澤　画像のクオリティが上がり、見えすぎるようになったことで、実際には病気ではないものが病変として見えてしまうというデメリットはあるでしょうね。

森田　異常な変化が見られれば、医師として放っておくわけにはいきません。そのために、さらに検査を重ねる必要性も出てきます。そういう意味で医師の仕事量はだいぶ増えていると思います。

また、検査の感度が良くなれば、医師から診療放射線技師への要求レベルも上がります。その結果、診療放射線技師の先生の仕事量も増えていきますね。

中澤　たしかに、機器やデバイスの進化とともに、診療放射線技師や看護師、臨床工学技士に対する技術の要求度はどんどん上がってきています。

たとえば10年ほど前は、完全に閉塞した冠動脈に対する心臓カテーテル治療はやりませんでしたが、森田先生がおっしゃったように「よく見える」

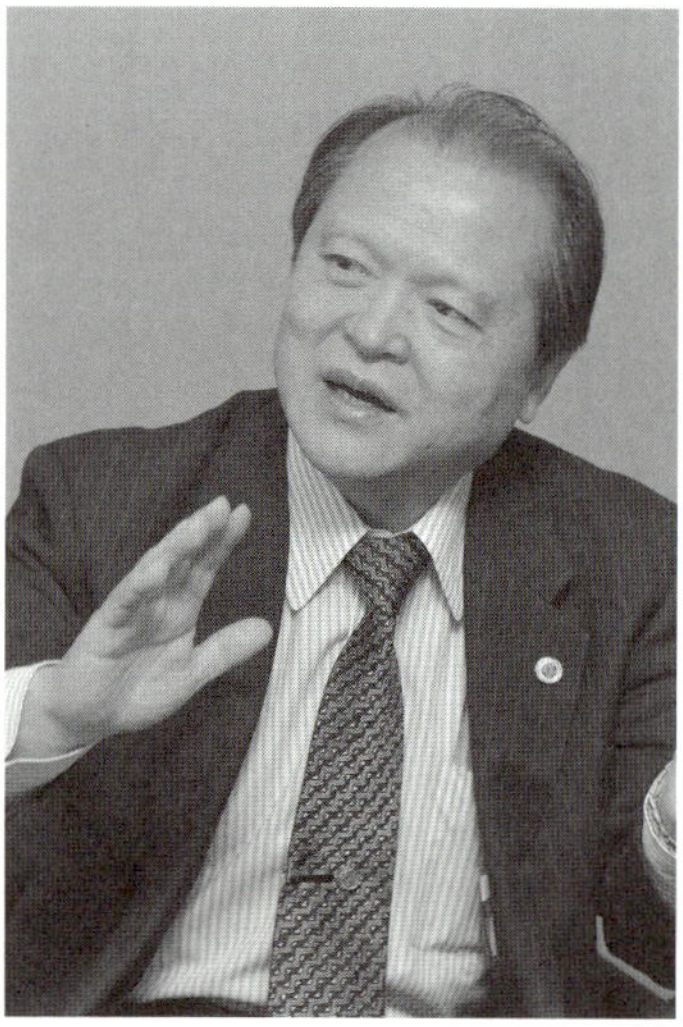

ので、完全閉塞のところでも治療をする時代になりました。ただ、放射線を使う検査・治療なので被ばくのリスクも高まります。そこは線量をモニターしながら、医師と診療放射線技師があうんの呼吸で調節しています。

畦元 最近の心臓カテーテル装置は被ばく線量がデジタル表示されるようになってきています。患者さんの被ばく線量を監視することは診療放射線技師の重要な役割です。

中澤 心臓カテーテル検査などの長時間のX線被ばくで患者さんの皮膚に潰瘍《かいよう》などの放射線障害が発生することが、1994年にFDA（米国食品医薬品局）から発表されました。それ以降、放射線防護についいては世界的にとても厳しくなりましたね。

森田 以前は医療従事者も被ばくには無頓着でした。放射線防護のための鉛のプロテクターも腰に巻くタイプを着用しただけで、長時間被ばくしていました。あれで大丈夫だったのかと今になって不安になります。

中澤 患者さんはもちろん、医療従事者の放射線防護もチームの一員である診療放射線技師の役割だと思います。

CTやMRIの3D画像を見れば患者は医師の説明が容易に理解できる

畦元 テクノロジーの進歩には、メリットとデメリットの両面があるということは意識しておかなければいけませんね。

中澤 患者さんへのメリットということで言いますと、たとえば心臓カテーテルの大きな特徴は診断と治療が一体化していることですが、近年は心臓CTで冠動脈の狭窄《きょうさく》などは発見できるようになり、心臓カテーテルによる診断はあまり行われなくなっています。ですから、検査で血管にカテーテルを入れるという患者さんの負担とリスクが少なくなりました。

畦元理事が開発された心臓CTなどを3次元で構築する技術も、患者さんと医師の両者にとって大きなメリットをもたらしました。

森田　画像検査機器にはハードとソフトの両面の進歩があります。ハード面では撮影時間が短縮されたことや精度が上がって画像のクオリティが高まったことなどです。そして、CTやMRIの画像を3Dで表示できるソフトが開発されたことで、私たち医師が望む画像を得られるようになりました。かつて「こんな画像があればよいのに」と夢に描いていたことが現実になったのです。

畦元　3D画像の患者さんにとってのメリットは何でしょうか。

森田　なんと言っても「わかりやすい」ということです。患者さんやご家族に病状や治療方針を説明するときに、3D画像をお見せすることは理解を助けることになります。

中澤　説明しやすくなったわけですね。

森田　説明の必要がないくらいです(笑)。「わかりますよね。冠動脈が狭くなっているところ」と、ひと言で済んでしまう。2次元の画像だと、さまざまな角度からお見せして、それから手書きで心臓の解剖図などを描いたり、心臓の模型を使ったりして説明していました。

そういう手間をかけなくても、3D画像を提示すればスッと理解していただけます。

中澤　3Dの画像は素人にとっても非常にイメージしやすいものです。ソフトウェア開発にはいろいろご苦労もあったと思いますが。

畦元　かつては「できない」と思われていたことが、ハードウェアの進歩でできるようになってき

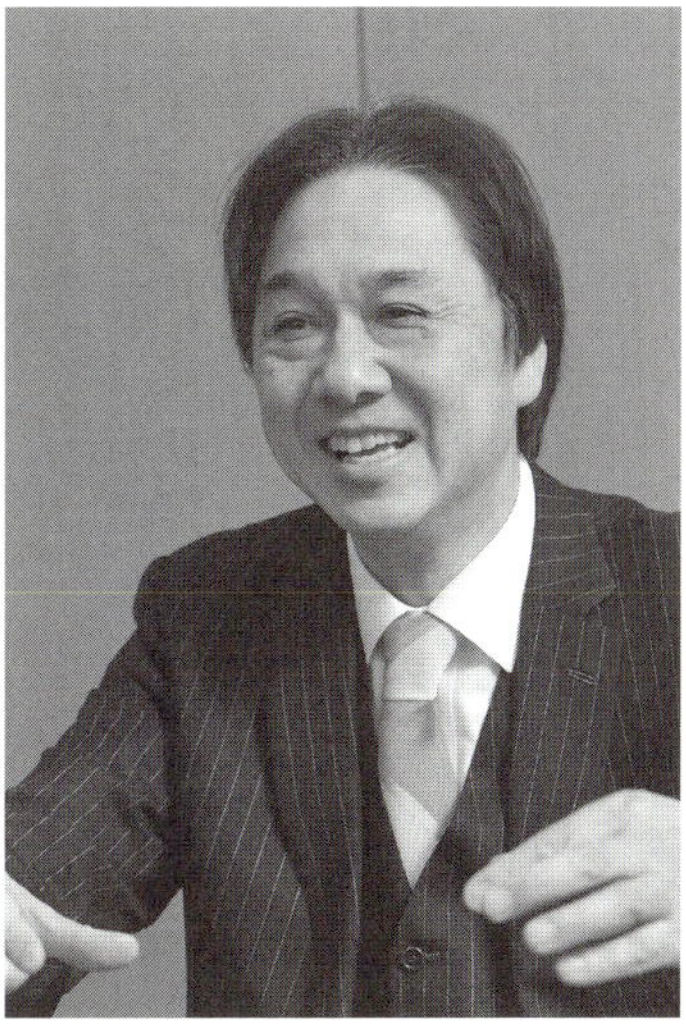

ました。たとえば、肺は呼吸すると動きますから、以前のCTでは回転速度が遅くて撮影が追いつかず、元データが動いてしまい3D構築ができなかったのです。ところが、90年代になってマルチディテクターCTが開発され、スキャン速度が高速になってCTが短時間で撮影できるようになり、3D構築が可能になりました。

また、今から17~18年前、メーカーに勤めていた頃に心臓CTを作ったのですが、当時は「CTで心臓を撮るなんて無謀だ」と言われたものです。CTと心電同期のソフトウェアが未開発だったし、心臓の拍動が速すぎてCTのスキャンが追いつかなかったからです。これもマルチディテクターCTの開発で可能になりました。

中澤 心臓のMRI画像も初期のものは見にくかったのですが、徐々に洗練されていきました。先鞭をつけて研究された医師や技師、メーカーの方がいたからこそ、現在があるのですね。

畦元 今はMRIでは造影剤を使う必要もなく、心臓を3次元で見ることができます。すごい時代になったものだと思います。

中澤 無理だと諦めないでチャレンジしていった、歴史をつくった多くのパイオニアがいたということです。

森田 その原動力は何だったのでしょうか。

中澤　「面白い！」と思ったからではないでしょうか。

森田　好奇心ですね。さらに言えば、患者さんのために「こういう画像があればよい」という思いがあったからこそ、試行錯誤を重ねて現在の形に発展してきたのでしょう。

畦元　モダリティメーカーでは、以前は工学者や一部の先生の発想を中心に作っていたのですが、30年ほど前から医師や診療放射線技師などユーザーの意見を積極的に取り入れていくようになりました。それで使い勝手の良い機器やソフトができるようになったのです。

画像診断医のサポートとして読影補助が診療放射線技師の新たな業務に

森田　これは放射線科医への私の希望ですが、画像を治療にどう活かせるかという視点で関与していただければと思っています。実際にここ数年、治療に反映できる画像診断のあり方を意識されている放射線科医が増えてきています。

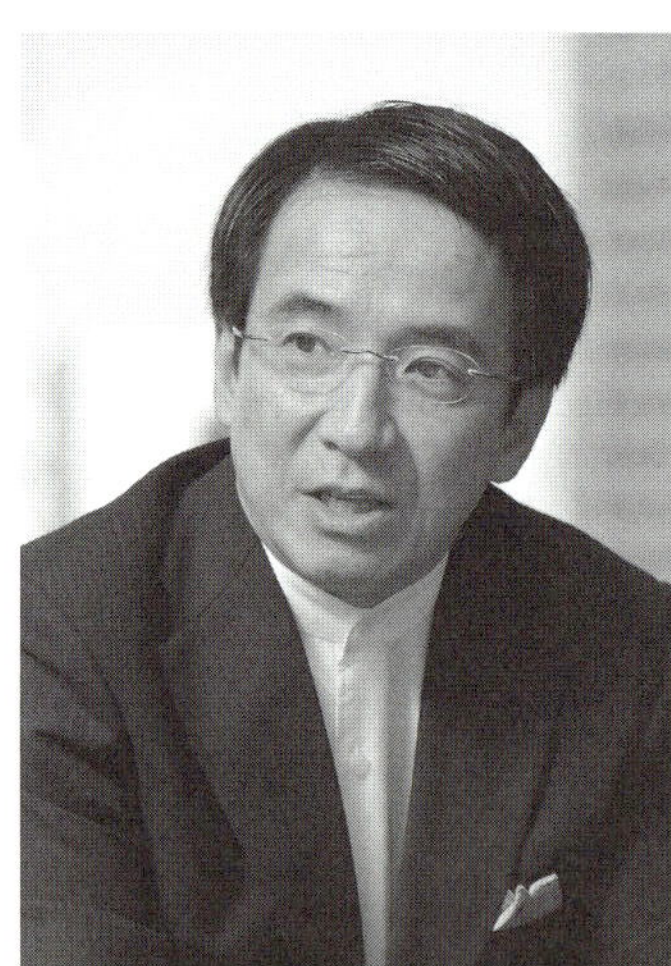

中澤　70年代に、日本への画像診断学の導入に尽力された何人かの放射線科医がいました。その先生方は必ず手術や病理解剖を自分の目で見た上で読影し、それぞれの診療科の先生に対して治療に関する提案も行っていたそうです。

森田　本来、画像診断医との協力のもとで治療を行うのが望ましいのですが、現実的には治療方針などをディスカッションする場に画像診断医に参加していただくのは難しい状況です。読影しなければならない画像が多すぎ、時間がいくらあっても足りないからです。

中澤　現在、全国に約8600の病院がありますが、放射線科の画像診断医は約5000人しかいません。

そうした背景から、2010年4月30日に厚生労働省医政局長通知が出され、診療放射線技師のさらなる役割として「画像診断における読影の補助を行うこと」と「放射線検査等に関する説明・相談を行うこと」が求められることになりました。

もちろん、診断を行うのは医師です。しかし、画像を見て異常があるかどうかを診療放射線技師がチェックし、それを診療科の先生にお知らせすることで、患者さんの病気の早期発見をサポートできるのではないかと思います。

森田　それは意味のあることですね。簡易検査で技師の先生が異常を発見してくれれば、患者さんはまた診察室に戻ることなく、そのまま続けて精密検査を受けることができます。

中澤　以前は、診療放射線技師がそうしたサポートをすることは違法行為でした。厚労省の通知が出て、やっと読影のサポートをして医師に異常所見を伝えることができるようになったのです。

たとえば、5ミリ以上の脳動脈瘤は手術の可能性が出てきますが、外来の検査でそういう患者さんがいたら、すぐに帰さずに待っていてもらって、診療科の先生に連絡をして判断を仰ぎます。それに従って治療に移ることで、患者さんがそのまま自宅に帰って動脈瘤の破裂という非常に危険な急変を防ぐことができます。

畦元　放射線科の画像診断医が不在の小さな病院などの場合、診療放射線技師が異常所見に気づいても、とりあえず患者さんに帰ってもらうしかないケースがあります。

森田　それが怖い。

畦元　以前、私の父が脳梗塞を起こして近くの病院を受診したのですが、「わからないので来週また来てください」と言われました。しかし、画像を見ると明らかに異常領域がある。

　そこで、自分が総合病院の診療放射線技師であることを話して脳外科の先生に見てもらって対応してもらいました。身内だからそれができましたが、実際にそういう対応で手遅れになってしまうケースもあると予測できます。

中澤　とくに脳梗塞は時間との勝負です。今は、診療放射線技師が異常を発見したらすぐに医師に知らせるのが重要な業務になっています。

畦元　できれば近い将来、医師不足の補助的な役割として診療放射線技師の読影補助にわずかでも診療報酬がつけばいいと思います。そうなれば、読影を勉強しようという診療放射線技師のモチベーションも高まるでしょう。

中澤　読影補助が診療報酬で評価されることは病院の評価にもつながるので重要だと思いますね。ただ、日本の医療財政は逼迫《ひっぱく》しており、各領域でパイの取り合いになっているのが現状です。

森田　医療費の問題を少し違う視点から考えてみると、たとえば地方の病院で、CTを撮っても画像診断医がいないために正確な読影がなされずに撮りっぱなしになっているというケースも少なくないとか。そういう検査に本当に意味があるのでしょうか。

　必要な医療行為には相応の医療費を投入すべきですが、無駄も多いのではないかと思われます。

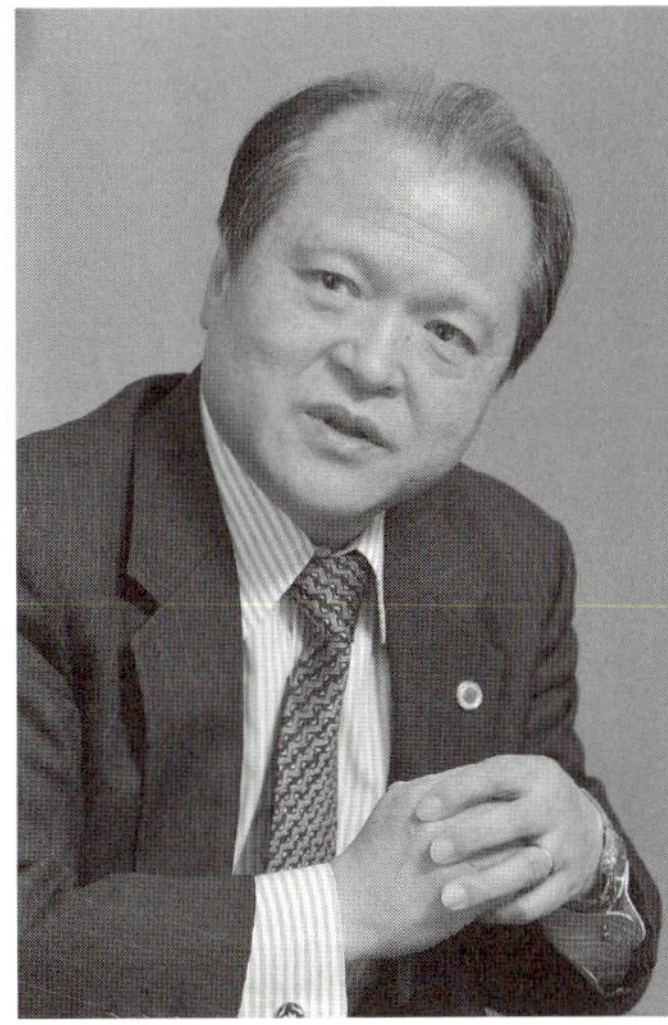

中澤　日本のCT保有台数は世界ナンバーワンです。アメリカよりも多い。多くの病院にCTが設置されていますが、はたしてそれが本当に有効活用されているのかというと疑問です。

森田　4年前に北米放射線学会に参加したときに聞いたのですが、アメリカでは施行した放射線検査の診療報酬の80%がカットされる州もあるそうです。

中澤　日本も検査・治療内容の査定が厳しくなっていくことは予想されます。

森田　画像検査については、医師だから認識が甘い部分もあるのかもしれませんが、「念のためにCTを撮っておきましょうか」ということも多々あります。その検査が本当に必要かどうかの判断を自分の中でも厳しくしないといけないと思っています。

畦元　「念のために」の検査をやらなかったために病気を見逃すのも怖いですけどね。

森田　患者さんから「CTを撮ってほしい」と要望されることもあります。こちらが「必要ない」と思っても、異常がなかったことで患者さんが安心できるのなら意味もあると思います。

ただ、不思議なのは、日本は唯一の被ばく国で国民は放射線という言葉にナーバスであるにもかかわらず、一方では医療被ばくには無頓着な患者さんも少なくないということです。

「医龍」で紹介した3D画像に視聴者からの大きな反響があった

中澤　日本はこれまで放射線に関する教育を満足にしてきませんでした。4年前に起きた東日本大震災による福島第一原発事故後、ようやく文部科学省が重い腰を上げて放射線教育を取り入れました。学校教育の中で放射線教育を行うことは大切だと思います。

畦元　重要なのは放射線の正しい知識を教えていくことです。それができるのは診療放射線技師ではないかと思います。放射線に対して必要なのは「正しく怖がる」というスタンスなんです。

森田　そういう意味では、誤った情報を流して恐怖を煽るマスコミには文句を言いたいですね。

中澤　原発事故以降、メディアなどによって放射線は有害だという思い込みが刷り込まれてしまいましたが、実は「放射線ホルミシス」といって、微量の放射線は生物の生命力を高めるという説もあります。そういったことも含めて、日本診療放射線技師会としても正しい放射線教育を進めていきたいと思います。

大分県では大分県放射線技師会が小中学校への出前授業を行っています。そういう試みを全国的に展開していきたいですね。

畦元　100%同感です。放射線や医療被ばくの問題も含めての話ですが、私は病院で行っている検査や治療のこと、広い意味での医療の現実というものも、もっと一般の人に知ってもらうことが大切だと考えています。本書を出版する目的もそこにあります。

そういう意味では、森田先生は医療ドラマ「医龍」などの医療指導も手掛けておられます。心臓血管外科医としての診療実績はもちろんですが、これも大変意義のあるお仕事だと思います。

森田　実を言いますと、私は昔の「白い巨塔」以降、医療ドラマというものをあまり見ていませんでした。どうにも嘘っぽく見えたからです。実際に、シャウカステン（発光するディスプレイ板）に挿してあるX線写真が反対向きだったりすることもよくあります。

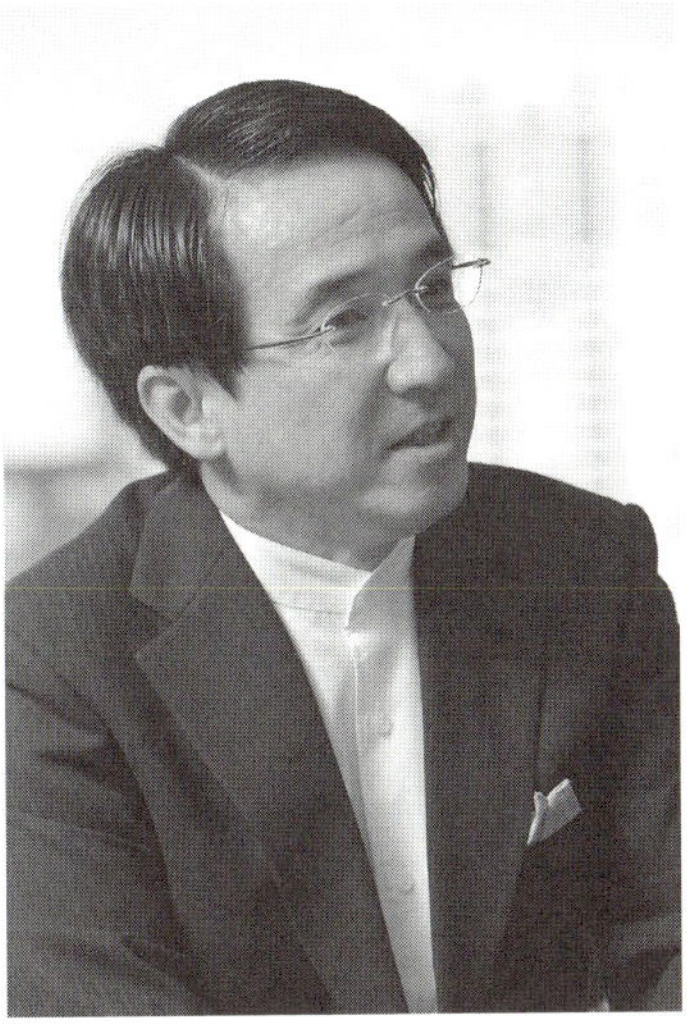

畦元　上腹部病変なのに脳のCT写真が出てきたシーンを見たこともありますよ（笑）。

森田　ドラマを批判的な目で見てしまい楽しめないので、「医龍1」も「医龍2」も見ていなかったのですが、「医龍3」の医療指導を担当することになってビデオを見たところ、これが面白かったのです。非常にリアルに描いてあったからです。

医療指導をするにあたって考えたのは、医療の素人である視聴者の方に正しい情報を届けたいということでした。その方法の一つとして、ドラマの中でCGを使った説明を有効に使うことを考えました。

しかし、ドラマ制作には時間の制限もあり、事実に反するCGもたくさんありました。そこで、リアルな臓器の模型を作ったり、役者さんの医療行為の動きを迫真にしようと努めました。

畦元　私も撮影の見学に行きました。主役の坂口

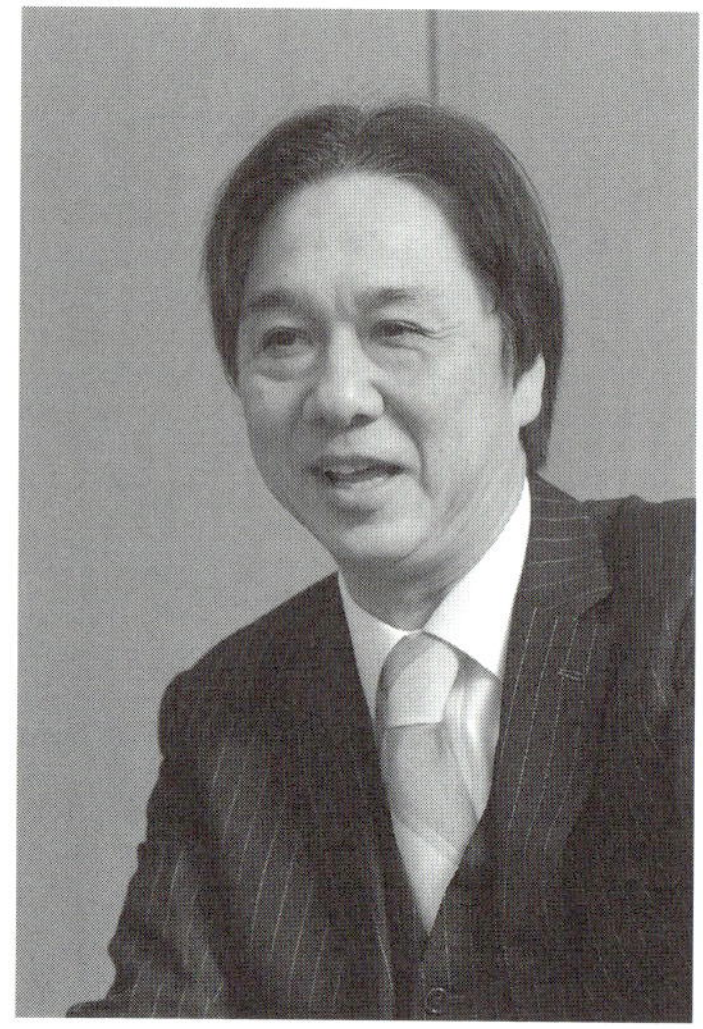

憲二さんが手術のイメージトレーニングをするシーンがあるのですが、撮影前に現場の裏のほうでドクターになりきって練習している姿を見て感心しました。

森田　実は畦元理事に作っていただいた3D動画をテレビ局の人に紹介しました。大変関心はもっていただいたのですが、技術面にハードルがありドラマではほんの一部しか使われませんでした。そこで改善を試み、「医龍4」では心臓イメージングの3D動画などを思う存分、使いました。

畦元　エンドロールにはAZE《アゼ》の社名も出していただきました(笑)。

森田　視聴者の方からの画像の反響は大きかったそうです。CGの担当者からも印象に残る発言がありました。「このリアルなCTイメージングを前にすると、僕たちが作っているCGはそのままでは全く歯が立たない」と。

心臓を止めずに行うバイパス手術で心臓の動きが見える4D-CTが威力を発揮

中澤　森田先生は、実際に、オペ室で心臓イメージングの画像を活用して手術をなさっているのですか。

森田　そうですね。3年前、狭心症を起こされた天皇陛下に、順天堂大学の私の上司である天野篤教授が行った冠動脈バイパス術を例にとりますと、以前はこの手術では心臓を一時止めて人工心肺を補助手段として行っていましたが、最近は心臓を動かしながら行うオフポンプ冠動脈バイパス手術が普及しています。冠動脈CTでは冠動脈の複雑な立体構造が一目瞭然です。加えて、この手術の際に威力を発揮するのが心臓4D-CT画像です。4D-CTでは心臓の動いている様子が観察できます。動きを考慮し本物の心臓と4D画像を見比べることで、ターゲットとなる冠動脈に迷うことなくアプローチできます。

畦元 外科医の先生は画像検査の情報を頭の中で統合し、解剖と手術完成像を立体的にイメージして手術に臨むわけですが、それでも3D画像が役に立つ部分はあるのでしょうか。

森田 私もそれなりに経験を重ね、十分に頭の中での心臓解剖のイメージはできていると自認していました。ところが、AZEの3D画像と出合ってその思い込みがくつがえされ、いろいろ新たな発見がありました。

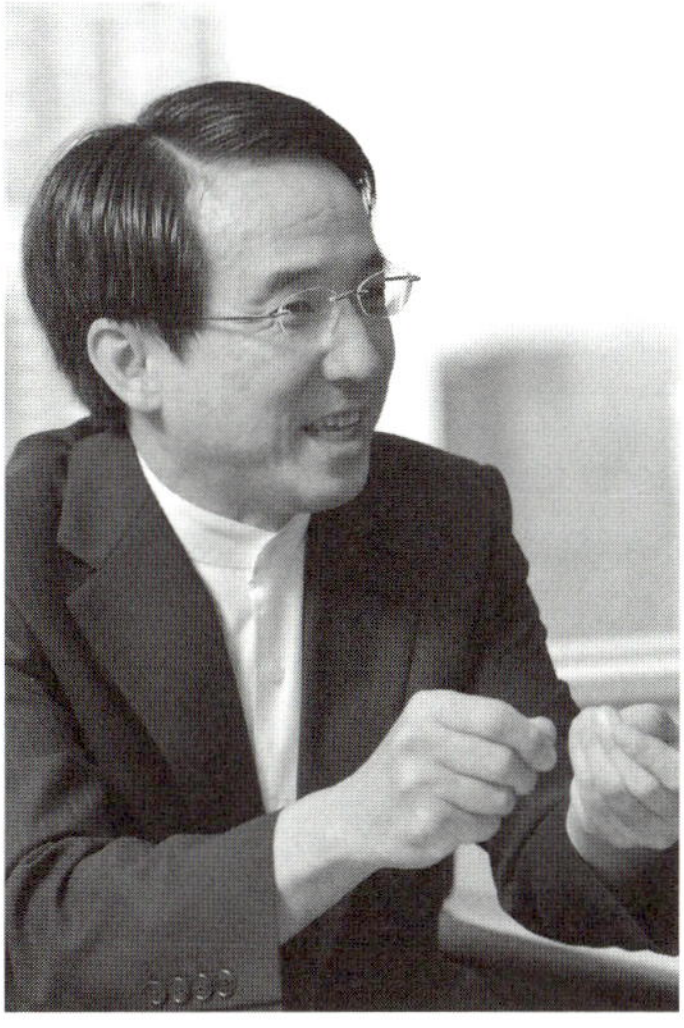

2次元画像は見る人によって立体構築されるイメージが異なります。しかし、3D画像を提示されればそれが正解なのです。異論を差し挟む余地はないので、同じ3D画像を見ながら共通の認識でディスカッションができます。

中澤　それは3D画像のメリットですね。

森田　ただ、私は2次元画像を立体構築するトレーニングをした後に3次元画像と出合った。その順番がよかったと思っています。今の若い外科医は最初から3D画像で解剖を理解します。ですから、解剖の知識はあると思いますが、それを活かして頭の中で治療のシミュレーションをするのが苦手なのではないかと思います。

中澤　解剖のストラクチャー(構造)を頭の中で構成し、それを手術という実体験で確認して学んでいくのと、最初から3D画像が目の前にあるのとでは手術をする際の感覚が少し違うかもしれませんね。

森田　将来的に、画像検査を依頼した臨床医が自分で3D画像を作って評価するようになれば、その過程で頭の中で立体構築をするトレーニングができるのではないかと思います。

畦元　実際に、主治医と放射線科医、診療放射線技師が同じ画像を見ながらディスカッションして3D画像を作っている病院もあります。

中澤　診療放射線技師がオペ室や診療科に入っていくことで医師のニーズを的確に反映した立体画像を作っていく。そういう時代が来ると思います。

診療放射線技師の業務拡大に伴い新しい専門教育のシステムが必要に

畦元　先ほど中澤会長が指摘された厚生労働省通知や2014年の診療放射線技師法の改正など、診療放射線技師の業務は拡大してきています。画像検査にもこれからさらに新しい技術が導入されるでしょう。したがって、教育体制を充実させて、診療放射線技師の技能をレベルアップさせることが不可欠になってきています。

中澤　日本診療放射線技師会では2015年4月

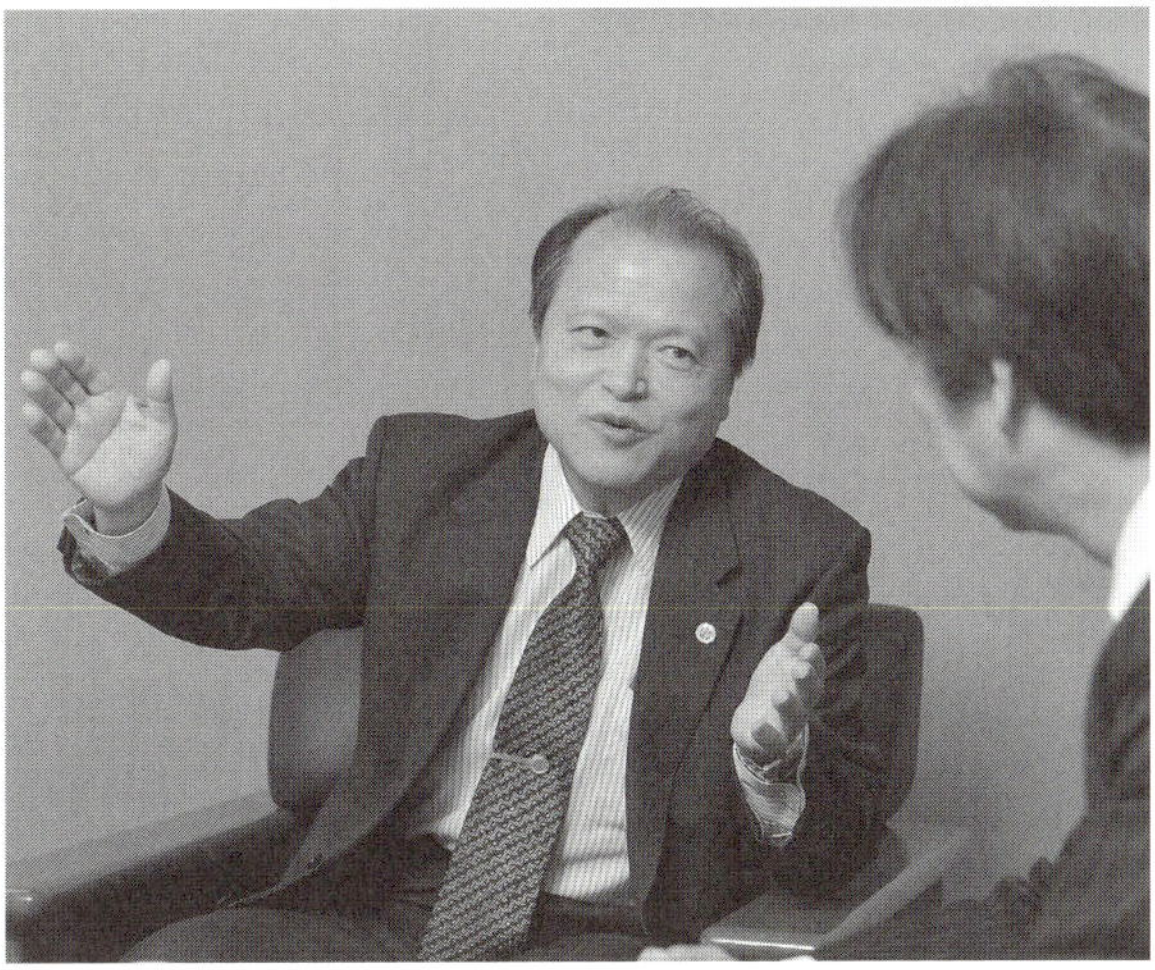

から業務拡大に伴う統一講習会をスタートさせます。その中で業務の標準化を進めていくつもりです。さらに、読影の認定技師を養成するなどステップアップのための仕組みもつくっていかなければなりません。

畦元 養成システムの問題もあります。

中澤 診療放射線技師の教育体制は4年制への移行が進み、診療放射線技師の75%が大学卒になっています。

畦元 中澤会長の昭和大学では2012年に大学院保健医療学研究科に診療放射線領域が開設されましたね。

中澤 ええ。大学院は放射線分野の高い専門性を追求することで、チーム医療でリーダーシップを発揮できる人材を育てることを目的にしています。そうした大学院修士課程を修了した人材が学部卒の診療放射線技師を教育し、さらに博士号取得者がマスター診療放射線技師を教育するという3層構造の学位システムを定着させる必要があります。

森田 近年、医師もジェネラリスト（総合医）とスペシャリスト（専門医）に分けた教育システムの必要性が唱えられています。
これだけ高度で多様な画像検査が行われるようになった状況を考えれば、診療放射線技師の先生もすべての検査の基本に精通しているジェネラリストと、ある画像検査に特化して高度な知識・技能をもつスペシャリストを分けて育成するという方向も考えられるでしょう。ただし現状では、スペシャリストを雇うことができるのは大病院に限られてしまうと思いますが。

畦元　スペシャリストの育成という意味でも、私は診療放射線技師の教育は薬学教育と同じようにいずれは6年制に移行するのではないかと考えています。

中澤　6年制教育を考えなければならない時期だとは思いますが、最初のステップとしてまずは4年制への完全移行を進める必要があります。現状では、ジェネラリストは4年制の学部教育で育成し、さらにマスターコース、ドクターコースで専門教育を行うというのが現実的でしょう。

森田　4年制か6年制かの議論はともかく、これまでの教育カリキュラムには入っていなかった医師と診療放射線技師の先生との連携のトレーニングは学生時代からしておく必要があると思います。

中澤　日本の放射線検査・治療はとても進んでいます。すべてのメディカルスタッフのレベルアップを図ることで、日本は世界の医療をリードしていく存在にならなければなりません。

畦元　これだけ医用画像が医療の中で重要な位置を占めるようになった現在、医師と診療放射線技師をはじめとするチーム医療のコラボレーションは不可欠です。それが医療の質の向上と国民の生命・健康に直結するからです。
本日は有意義なお話ができて嬉しく思います。ありがとうございました。

おわりに

本書を最後まで読んでいただき、本当にありがとうございます。

従来のいわゆる「病院もの」「医療もの」とは一線を画し、主に診療放射線技師の立場から医療や検査について書かれた本は珍しいのではないかと自負しています。

さて、最後にひとつ、お聞きしたいと思います。

「あなたは自分の健康を守るための法律を変えたくはありませんか?」

「法律を改善してもっと長生きしたいと思いませんか?」

本書で紹介したように、近年、健康診断や病院で行われている画像検査は飛躍的に進歩しました。ところが、そうしたテクノロジーの進化に対して、法律や制度、医療現場の現実は大きく後れを取っています。

「たかが検査」と思うでしょうか?

しかし、現代の医療において検査、とくに画像検査はとても重要な位置を占めています。画像診断なしに治療は始まらないと言ってもいいでしょう。そして、1回の検査が、1枚の画像が、あなたやあなたの大切な人の生命や運命を左右してしまうこともあるのです。でも、そうした現実を知ったところで、個人の力ではどうしようもないと諦めてしまいがちです。

現状を変えるには、専門分野の人に頼る、誰かが改善してくれることを待つ、期待せずに諦めるなど、さまざまな態度があるでしょう。

しかし私は、自ら行動を起こしたいと考えています。時代に合っていない法律や制度、教育体制などを、一日も早く変えていきたいのです。それが、長くこの国の医療にかかわってきた者としての使命だと考えているからです。

当たり前のことですが、医療は私たち一人ひとりの生命に直結します。ですから、問題を放置することは、すべての国民にとって最悪の環境をつくってしまうことにつながります。身内の方の病気や死、介護などを通して、そうした現実を実感された方も少なくないのではないかと思います。この問題を放置することは国民全体のリスクになるのです。

検査を中心とした医療に関する現在の法律・制度を見直すことで、日本のチーム医療の力が十分に発揮される環境と、すべての国民が進歩する医療の恩恵を受けることのできる仕組みをつくることができます。

私は、その実現のために微力ながら活動していきたいと考えています。

一人でも多くの方が、医療の問題を自分のこととして真剣に考え、声を上げ、行動を起こしていただければと切に願います。あなた自身と、そしてこの国の未来のために――。

畦元将吾

2015年4月

■著者紹介
畦元将吾（あぜもと・しょうご）
東邦大学医学部客員講師、公益社団法人日本診療放射線技師会理事、日本診療放射線技師連盟副理事長、株式会社AZE最高顧問、自由民主党ふるさと振興支部・支部長。
1958年広島県広島市生まれ。1980年国際医学総合技術学院（現・岐阜医療科学大学）診療放射線技師科卒業後、広島市民病院勤務。1985年横河メディカルシステム株式会社（現・GEヘルスケア・ジャパン）に転職、CTアプリケーションチームリーダー、同開発リーダー等を経て1999年起業、株式会社AZE代表取締役社長に。2014年から現職。国内外の学会にて受賞歴多数。『医療ベンチャーのビジネスリーダー［畦元将吾］　波乱万丈、進行中』（嶋 康晃著、ダイヤモンド社）のモデル。

カバー・本文デザイン	關根和彦（Quomodo DESIGN）
本文イラスト	石川えりこ
対談・鼎談構成	嶋 康晃
対談・鼎談撮影	菊地英二
編集協力	西東桂子（西東編集室）

へぇ、そうだったんだ!! 健康診断・病院検査のトリビア43
――賢い受診者になろう

2015年5月15日　第1刷発行
2015年6月12日　第2刷発行

著者	畦元将吾
発行所	ダイヤモンド社 〒150-8409　東京都渋谷区神宮前6-12-17 http://www.diamond.co.jp/ 電話／03-5778-7235（編集）03-5778-7240（販売）
製作進行	ダイヤモンド・グラフィック社
印刷	勇進印刷（本文）・共栄メディア（カバー）
製本	川島製本所
編集担当	浅沼紀夫

ISBN 978-4-478-06498-6